U0005520

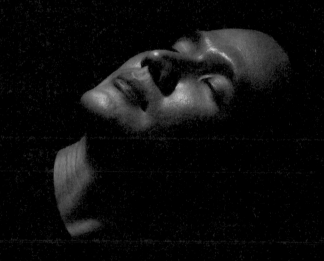

CHRIS SU

找 回 自 己

Chris Su 的瑜伽之路，你需要的正念陰瑜伽

Be yourself

YIN MINDFULNESS YOGA

提高工作效能，找回平靜和喜悅的修行藝術！

二十年前我透過佛教四念處（身、受、心、法）禪修而認識了「正念」，它對我的幫助非常的大，在某種程度上也可以說因正念而改變了我這一生。後來我到了英國唸書而有機會接觸到現代正念療法（當時，我參與的是牛津正念中心主辦的八週正念認知療法課程）。

二○一二年回到馬來西亞後，我便致力於推動本地的正念發展，也因此認識了 Chris Su 老師和「正念陰瑜伽」。雖然與 Chris 不常見面，但每次與他相處時我總能在言談之間感受到他的真誠、善良和陽光。我相信這正是他多年來在正念和瑜伽的修練上所孕育出的一種內在特質——赤子之心的完美展現。

「正念」和「瑜伽」，兩個同樣源自於東方的古老智慧，在現今西方世界大放異彩。瑜伽已漸漸成為都市人的一種時尚，而正念也陸續被推廣到醫療、教育、企業等各領域，作為一種提高工作效能、減壓及提升身心靈健康的一種方法。但經歷過多年西方文化洗禮的正念和瑜伽，難免會在演變的過程中流於形式化，而喪失了古老傳承所賦予它的更崇高意義和內涵。

很高興這次 Chris 能將自己多年來在瑜伽修行道路上的領悟和經驗集結成書。透過分享自己生命成長的故事，Chris 將引領我們踏上回歸自己內心的正念陰瑜伽之旅。這是一門超越完美瑜伽體式，在此時此刻便能在生活中找到平靜和喜悅的修行藝術！

Google 研發正念情商課程 SIY 全球首位中文講帥

楊嘉慶

讓人生更幸福的提示和思考方式

「正念陰瑜伽」有助於分泌幸福因子腦內血清素，以悠閒的心情翻看本書，也可以獲得同樣的效果。書中沒有太艱澀難懂的內容，所收錄的語句有的雖然較難，Chris Su 卻儘量以現代人能了解的方式解釋。這些道理很容易就能吸收理解，令人想要從今天就開始實行。書中所說的生活方式值得讓人們學習。日常生活中若發生什麼不愉快的事情，作者獨到的見解與闡釋可以幫助你轉換想法冷靜下來。

現在社會的人們，每天被忙碌的生活壓得喘不過氣，待察覺之時，早已不知逝去多少歲月。我想，應該有很多人在心中這麼感慨吧！不僅如此，有些人為生活的壓力所逼，內心瀕臨崩潰邊緣，卻仍得咬牙苦撐下去；有些人無暇思考自己應該怎麼度過一生，只是不斷抱著苦惱，失去人生的

目的；許許多多的人在生命的道路迷失自己，不知道該何去何從。這就是當今社會的現狀。

那麼，我們究竟該如何生活，才能使人生更豐富，內心跟著得到平靜？關於這個問題，我認為可以「正念」找到答案。正念的目的是「發現本來的自己」，亦是體悟這個人世的真理，你無需想得太困難，只要盡全力做好眼前的事，努力活出當下，並且去感受當下的「生命」有多可貴。

佛陀說法四十九年，所說八萬四千法，一切正行法，無非「止觀」。無論南傳北傳，顯經密續，所依止的佛陀說正行修持，都不出止觀禪修法門。（止 ＝Shamata，又譯「奢摩他」，觀 ＝Vipashana，又譯「毗婆舍那」）；《七佛通誡偈》說：「諸惡莫作，眾善奉行，自淨奉行，是諸佛教。」其中「自淨其意」公認為是解脫關鍵，

想要「自淨其意」，必修止觀禪修，這是不二法門。凡是佛陀的弟子，想要解脫自心，也幫助有情解脫的修行人，讓我們腳踏實地修止觀。

書中的「正念」提到正關於「自淨其意」是調御自己的心，無論處於任何際境，都能使自己活在天堂。如果你把正念視為醫藥，在一切活動中拿來保護自己，那麼你的心將能保持平等，當眼、耳、鼻、舌、身接觸外塵時，它也鮮少會受傷害，即使是心中生起不愉快的回憶干擾你，你也可以立刻擺脫它，因為內心有正念。你一利用正念，它即刻發揮效果。惟有忘失了我們的守衛 ── 「正念」，煩惱才能生起，讓壞東西跑進來糟蹋我們的心，使我們痛苦。要是我們肯承認是愚癡和放逸使自己受苦，那麼我們就沒有理由好抱怨。

《吠陀經》說：「如果一個人四十歲還沒有覺悟，便如同死亡。」

「正念陰瑜伽」匯聚了讓人生更幸福的提示和思考方式。將瑜伽的思考融入生活中，可以使人們的內心安定、平靜，更加正面看待自己的人生。

作者經歷長年的嚴苛修行，領會到自由在豁達心境。將這般心境用文字表達出來，即為「自淨其意」。也就是說，所領會的境地，全都濃縮在「正念陰瑜伽」裡。

對於雲水生活算不上長，又才疏學淺的我來說，那是一種遙不可及的境界。由這樣的我來選寫有關「瑜伽」的書籍，實為恬不知恥。不過，至今為止，每當我在生活中陷入迷惘、煩惱之際，「正念」總會在背後扶持我，給予我勇氣，讓我有辦法走到今天這一步，的確是不爭的事實。「正念」對我而言，實在可以說是人生道路上的指南。

馬來西亞檳城州文殊精舍住職

智善上師 合十

陰瑜伽的美好旅程，
讓 Chris 一路陪伴著你

二十多年前，大學剛畢業的我，人在台灣坊間的補習班教英文。那時候，比起擁有好工作、賺大錢，我一直在找尋更深刻的人生意義，因此所有跟瑜伽、冥想、心靈成長相關的事物我全都興致盎然。

在台灣，我發現了傳統中醫學在物理治療方面的神奇——事實上，我是為了治療先前在峇里島習練瑜伽時所受的背傷，而到台北的一家醫院針灸。那是我的中醫初體驗。之後，告別了在亞洲的三年生活，我回到波士頓，成為了一名領有執照的正規針灸師。

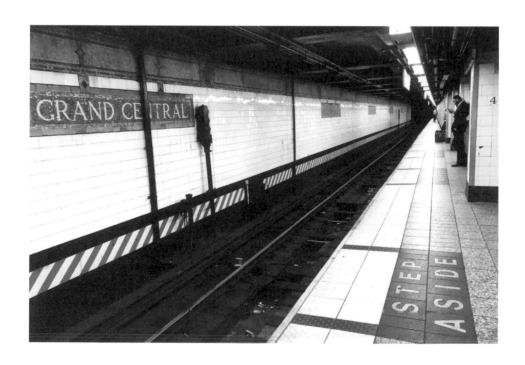

不僅如此，那個時期的我還發現了正念冥想和陰瑜伽。很快我便了解到，將這些很棒的療癒與轉化之道分享出去，將會是我人生道路上很重要的任務，尤其是在陰瑜伽的習練應用方面。

只是那時候，陰瑜伽還不太流行。當時，每個人都在做陽性瑜伽（流瑜伽、能量瑜伽、阿斯坦加瑜伽、熱瑜伽），似乎沒有人青睞重視內在生命力（全然的接受、沉靜下來、培養靜止的態度）滋養的陰瑜伽。

時間快轉到二十年後的今天，陰瑜伽的發展已經很完善，並廣受歡迎到已然是每個成熟瑜伽習練者必備的瑜伽技能。有很多因素帶動著陰瑜伽的發展，而我認為「科技進展，為人們日常生活各個面向帶來影響」這件事，扮演了要角。二十年前，擁有筆電的人還不是那麼多，更別說是手機；那時候，網路還只是個剛竄起的新玩意兒，人們每天頂多上網一個小時之類的。可是時至今日，眾所皆知，智慧型手機和電腦每天都要占據我們的生活好幾個小時，而不可自拔。無論

是上班、在家或跟朋友在一起，我們永遠都處在「開機」（ON）狀態。如此漫無節制的上網，對我們的神經系統、專注力和心靈方面有何影響，目前仍屬未定之論，但從初步報告看來並不是很樂觀。

在美國，大學生患有焦慮症和憂鬱症的比例急遽升高——網路成癮症如今已然不容小覷。人與人之間對彼此關係的滿足感，低得前所未見。鎮日忙於耕耘網路社群媒體的我們，跟我們自己、跟別人只會越來越沒有連結，沒有互動。人們永遠處在開機狀態、人與人之間失去連結的現象鋪天蓋地而來，而陰瑜伽正是我所認為的強有力解決之道。在陰瑜伽當中，我們著眼於讓自己慢下來，以一種既深且慢的入裡療癒之道，來跟身體、呼吸、心靈相連結。

此時此刻，你手上拿著的這本書，是一本有關陰瑜伽的絕佳新書。作者 Chris Su 是我很珍愛的一名學生，他曾在維也納和波士頓參與過我的課程。跟 Chris 一起上課的時候，我意識到他非常崇敬且專心致志的投

入在陰瑜伽的習練上；我感覺到他就像個虔敬領受聖餐的僧侶般，全心全意的投入在陰瑜伽的體式裡。然而我也意識到，對 Chris 來說，陰瑜伽不僅僅只是在「鍛鍊筋膜」或「放鬆肌肉」而已。對 Chris、對我來說，陰瑜伽其實是一扇通往冥想的門，也是一扇通往更深刻、更安寧、更清明內在的門。

我很開心得知 Chris 正在寫一本如何在日常生活中實踐正念陰瑜伽的書——是的，對於筋膜這樣包覆在肌肉與關節四周的結締組織，陰瑜伽的確是一套絕佳的鍛鍊體系；是的，在濁清人體生命能量「氣」和強化它的流動方面，陰瑜伽也是個不遑多讓的絕佳鍛鍊途徑。不過對我來說，陰瑜伽的核心在於，它是一個非常獨特的瑜伽體系，做體式的時候，能夠透過正念的練習升起我們內在的覺知；而透過對生活中一切事物懷抱慈（愛）心的練習，我們將能觸及內在原有的智慧，也就是「洞見」；有了洞見，我們就能掙脫那些強加不必要壓力在自己和他人身上的舊有心智習慣，從而得到自由。

當我們往外、而不是往自己內在探尋幸福快樂時，必然感到失落、空虛且失衡——也因此，Chris 的親身故事對我來說並不陌生。但有了正念陰瑜伽這個正確的方法、Chris 的這本絕佳導引書，你將能在自己的內心發現一方安寧快樂、自外於外在環境的清靜地——就像人們所說的，安寧內中求，可不是？透過一些很容易照著做的簡單明瞭體式，Chris 將伴你走在一條專屬於你的道路上，陪著你領略更豐盈的幸福與安寧，祝福你擁有一趟美好的旅程。

我心慈愛

喬什・薩默斯
Josh Summers

二〇一八年十一月寫於美國麻州波士頓

目錄

Be yourself

YIN MINDFULNESS YOGA

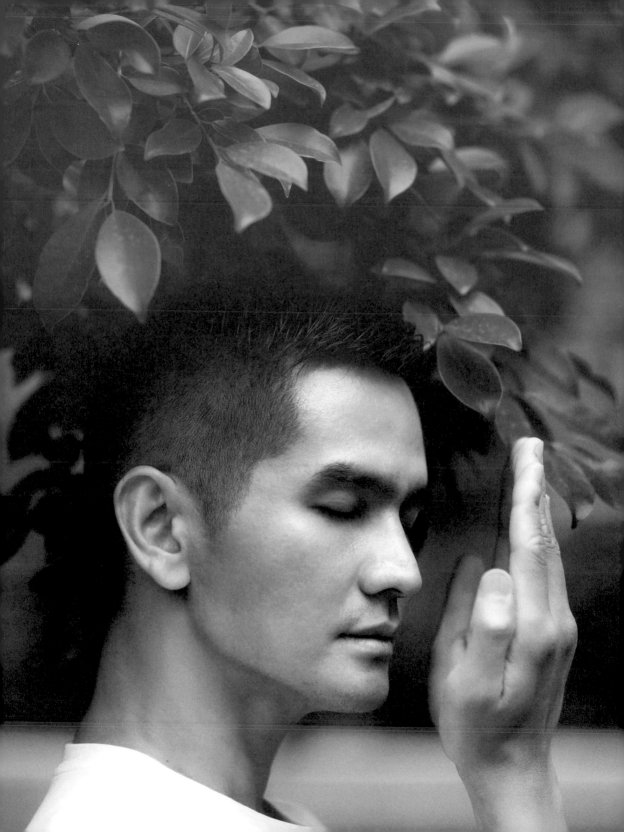

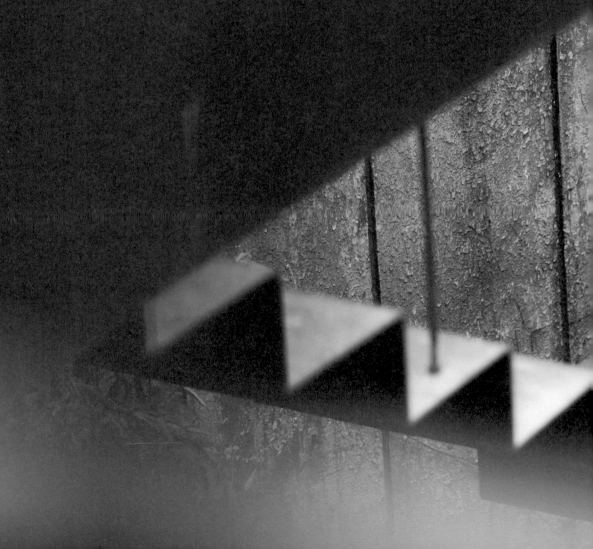

任由自己的心：
曾經，那樣一個使性的我

CHAPTER I

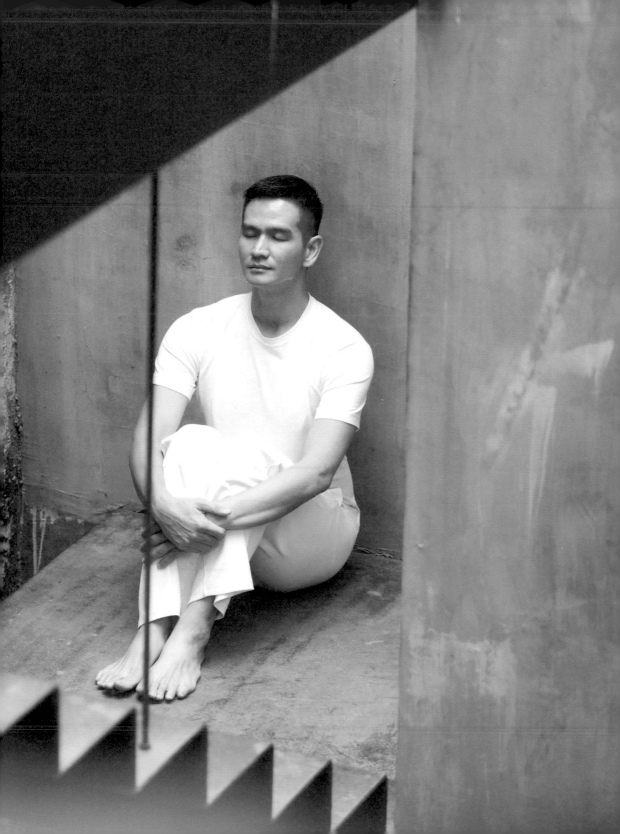

馬來西亞，我的故鄉

我是個在茶室（Kopitiam）長大的孩子。

當年許多華人來到南洋討生活，就開這種結合了餐飲的全天候營業咖啡廳為生，大家不只在這裡填飽肚子，也在這裡聊天閒嗑牙，吃下去的喝下肚的全是尋常人家的喜樂哀愁。儘管物換星移，新式咖啡廳林立，這種傳統的咖啡廳仍然是馬來西亞人珍貴的集體回憶。

我家茶室是阿嬤留下來的，父母接手經營，位在吉隆坡一個叫做「半山芭」（Pudu）的老城區。這裡打從十九世紀末就聚集了許多華人，是廣為人知的馬華集中地之一，開埠至今已有一百五十年歷史，每個角落都有華人奮鬥謀生的故事。茶室屋身幽長深邃，前面是店舖，後面是住家，樓上則是風月場所——當時，我經常端飲料給樓上的漂亮阿姨，她們都會給我小費（我從小就有異性緣）；這麼回想起來，感覺還真像電影裡的情節。

茶室隔壁是一家電影院（偶爾還會卡住，或因停機換片而中斷播放），由於家人忙著做生意，所以我都自己一個人去看電影，那是我小時候最大的樂趣，可能也因為這樣，很早就意識到人生如戲一幕幕上映，又一幕幕落下。

我們家家境並不好，喜歡的東西往往沒辦法買，再加上大人忙於工作，疏於照顧，心事累積久了，造就了我天生比較內向的性格。幸好，疼惜我的阿嬤，是我生命中第一個貴人。她一生勤奮工作、省吃儉用，省下的每分錢都變成了子孫的福佑。

有一次，我和阿嬤去逛夜市，看見有個攤子在賣小電子琴，我很想要，阿嬤說：「我們錢不夠，回家吧！」我不死心，哭哭啼啼地拉住她的衣服。阿嬤只好

小心翼翼地拿出包裹在手帕裡的錢，給了攤販馬幣兩令吉（Ringgit），買了把琴給我，還說：「你要好好的學，彈一首歌給阿嬤聽。」在那個年代，兩令吉對一個貧窮家庭來說是很大的數字，拿來買玩具可說非常奢侈。不過，那是我人生中收到的第一份無私的愛，至今仍深深印在心上。

九歲那年，我們家搬離茶室，改由叔叔經營，不過家中經濟主要是由阿嬤和媽媽這兩個堅毅的女人一肩扛起。搬家以後，我和哥哥每天得清晨四點半起床，趕搭五點十五分的公車到茶室（我們念的華文學校就在附近）。到了茶室，阿嬤會泡巧克力麥芽飲料，準備麵包給我們吃。放學回家休息一會兒後，就和媽媽、哥哥到自助餐攤子當洗碗工，一直洗到晚上，週末甚至得洗到凌晨。那時候，我們經常沒吃午飯，晚飯則要等到收工回家後，吃當天自助餐攤子沒賣完的菜色，運氣不好的話，只能拿白開水加醬油拌飯吃。

小時候常進出醫院，目睹生老病死

小學二年級時，老師看我全身水腫、眼白泛黃，便要媽媽帶我去醫院檢查，後來證實患了腎病。從此我每兩個星期都要到醫院驗尿，指數一旦超標就得留院觀察。還有，我的呼吸系統也不太好，以至於氣喘、過敏都來了，還伴隨著心律不整的問題。當時，家中大人為了生計實在很忙碌，沒法好好照顧我，所以不是茶室的阿姨帶我搭公車去醫院，就是我自己去。必須留院觀察時，我最怕夜晚去上廁所。醫院的廁所非常暗，燈光昏黃，還得先穿過一條很深邃的走廊，最後好不容易才看到燈光。每次，我都內心忐忑地拖著點滴架，一個人走去廁所。現在回想起來，還是會起雞皮疙瘩哩！

夜裡，醫院有時會傳來痛苦的呻吟聲，讓人不寒而慄；有時會看見醫院的人用床單把人裹起來，扛上肩，就這樣把人帶走。我害怕得只能拿被單緊緊蒙住自己的臉，靜靜的流著眼淚，實在很想馬上回家找哥哥和妹妹。不過，醫院裡那些

我在學習正念的時候，因為 Chris Su 老師無私分享的喜悅和快樂，使我明瞭夢想是存在的，生命是自由的，我是可以擁有它、面對它、觀看它和更愛護它的。三年前，我接觸到 Chris Su 老師的正念陰瑜伽後，人生態度和價值觀自此改變。我明白了外在環境是內在的顯現，要改變外界就要先改變自己的內在。於是，我嘗試注意自己的脾氣、端正自己的品格、淨化自己的思想、充實自己的內在。我努力放空禁不住誘惑的大腦，放開容易被任何事物吸引的眼睛，放淡我什麼都想聊兩句八卦的嘴巴，靜下心來好好做自己該做的事。

—— **Sally Phang**（新加坡）

哭訴人生悲苦的呻吟聲，也讓我提早了解生老病死是人生無可避免的事；後來接觸瑜伽，我了解到每個人的生命都是很獨特的，人人都帶著他專屬的使命來到這個世界上，生命並沒有所謂的結束，一切只是在不斷的轉動，即輪迴——正因生命無常，我才更懂得珍惜當下！

我也曾埋怨、曾不甘心，自己生長在這樣的一個家庭。然而，埋怨像黑洞，會吞噬一個人成長的力量。我想，與其埋怨，不如試著改變命運。

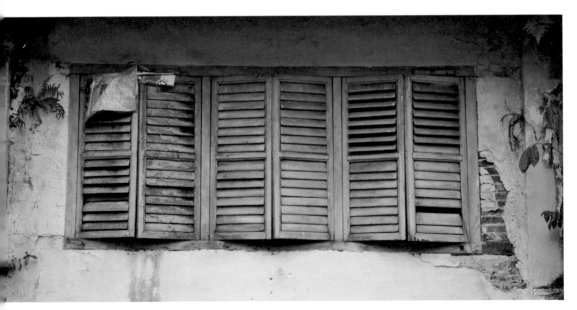

看見這一幕，總想起小時候在家裡的那段日子（半山芭街景）

一個愛唱歌的孩子

　　一般人聽到「與其埋怨，不如試著改變命運」這種話，可能會覺得也太勵志味道了吧，不過對我來說，這份心情是真真切切的，背後根源於我從小就是個自尊心很高、很倔強的孩子。

　　怎麼說呢？

　　「左手鑼，右手鼓，手拿著鑼鼓來唱歌……」〈鳳陽花鼓〉是我識字後學會的第一首歌，那時我才四歲，我發現自己好喜歡唱歌。可是，從小到大身體都一直不太好（直到上中學後才好轉），唱歌時總在喘氣，氣有點接不上去。沒事就拿梳子當麥克風唱歌的我，老是被媽媽嫌棄：「別唱了，聲音那麼難聽！」這讓我難過得躲在被窩裡哭。家人都說「你不是唱歌的料」，還因為我愛唱歌而說我是個「沒出息的小孩」。當時，我才小一，就哭著跑去廟裡問菩薩：「為什麼我不能做自己喜歡的事呢？」後來想想覺得自己還真是好強，一個六、七歲大的孩子居然就有了自己喜歡做的事，除了天性愛唱歌，我想，還帶有一份「不服輸」的心情吧！

　　不僅如此，嗓音沙啞的我甚至被同學嘲笑，讓人取了個「豆沙良」的外號。小學時，老師每年都會選兩個人代表班上參加歌唱比賽，當問到有誰要參加時，我總是第一個舉手而且舉得最高，可總是沒被看見。儘管如此，我還是沒放棄夢想，畢竟，唱歌是我不快樂童年裡的調味料（太倔強、不夠乖順的小孩，是很難討大人歡心的，尤其當大人已經為生活忙得團團轉時）。

　　然後，我開始往外學習更多唱歌的技巧，像是去看人家合唱團的練習、跟隨合唱團的聲樂老師學習，由此知道了很多民謠，還掌握不少歌唱技巧。初三時，

機會終於降臨，我被學校派去參加「吉隆坡藝術歌唱比賽」。賽前，我偷偷溜進禮堂，閉上眼睛想像比賽情形，以及思考著要怎麼詮釋歌曲。當天，我以清唱〈龍的傳人〉拿到了冠軍。那一瞬間，一直活在別人對自己的否定裡、自卑的認為自己不會唱歌的我，在心裡吶喊著：「原來我是會唱歌的！」我的人生就此轉變。

為了活得自由快樂、不願受到太多拘束，我開始在暑假去打工，希望能多存點錢。於是，打從年少時期我便開始自給自足，不再向大人拿零用錢。

我還知道，要想改變人生，一定得多讀點書才行，而一個好的學習環境能在某種程度上改變一個人的命運；所以，我想轉學，轉到一所比較好的學校——斯里慕尼國際學校（Sri Murni International School）。經過努力認真，我拿到了可以入學的好成績，然後拿著成績單，硬著頭皮開口跟叔叔借錢，因為——疼我的阿嬤留了一筆錢給我讀書。轉學後，由於住校的關係，我自由了，也認識許多朋友，我變得開心，就連照鏡子也覺得自己變帥氣了。

後來，我還向學校申請放學後外出打工。起初，訓導主任不同意，但我只是為了掙點零用錢，最後他便同意了。於是下午三點放學後，我就到服飾專櫃擔任兼職銷售人員。

終於站在屬於自己的舞臺上

出於倔強的堅持（笑），我改寫了自己的命運，後來更從耀眼的舞臺人生體驗到了人有無限的潛能。有個朋友告訴我，購物中心經常舉辦歌唱比賽，並鼓勵我參加。高二那年，正當同學們為了考大學而沒日沒夜讀書的時候，不知天高地厚的我偷偷報名了虎牌啤酒卡拉ＯＫ新秀大賽（Tiger Beer Karaoke Golden Search），那是馬來西亞全境等級的歌唱比賽，可那時我才十七歲，而大會規定參賽者需年滿十八歲。

負責面試的一位香港評審問我：「你今年十七歲，不符合賽會規定。」

我說：「我今年七月十八日就滿十八歲了，剛好是在全國總決賽之前，所以

我想在十八歲的時候送給自己一個禮物。」

評審又問：「你打算送給自己什麼禮物？」

我答：「一路過關斬將到決賽，拿到總冠軍！」

那位評審笑了起來，並問：「你確定進得了總決賽？」

我說：「我可能不是唱得最棒的那位，但我相信我可以的！」

「我喜歡你的熱忱與勇敢。」他說。

為了比賽，我經常得在晚間彩排，這對當時半工半讀的我來說是件挺吃力的事兒，不過仍然硬著頭皮完成了，也體驗到了外面的世界有多大。在高手雲集的決賽中，我果真拿到了總冠軍，最開心的是，我真正看見了自己的一點點獨特光芒。是的，當年十七歲的我，實現了人生的第一個夢想。從小到大，很多人都說我不是塊唱歌的料子，所以我花了十一年的時間充實自己，因為我熱愛音樂，而且深信總有一天會遇見自己的夢想。

有幸拿到歌唱總冠軍的我，自此開啟了另一段人生——開始一邊念書，一邊參加歌唱比賽（白天上學，晚上化身職業參賽歌手）。剛開始在社會上參加比賽時，很多人並不看好我，然而沒有什麼事情是容易的，歌唱也是；再加上我又只是個菜鳥新人，一路上受到了不少震撼教育，可最棒的是我也學到了很多。短短幾年內，我橫掃了全馬來西亞及國際上兩百多個冠軍。

或許受到童年不甚快樂的影響，我特別喜愛曲調憂傷的歌曲，也往往唱得出憂傷的味道，我想是因為我在其中找到了共鳴。評審們說，閉上眼睛，就能從歌聲中聽到我的生命故事。後來有唱片公司找我簽約，可我沒辦法接受輟學的要求，於是繼續當我的職業參賽歌手，一個星期七天都在比賽中度過。我從不擔心拿不到獎，只擔心能拿到什麼獎——是的，我憑著歌唱比賽得到的獎金，支付了在私立大學念設計的學費。我甚至以為，歌唱會是我一輩子的事業。

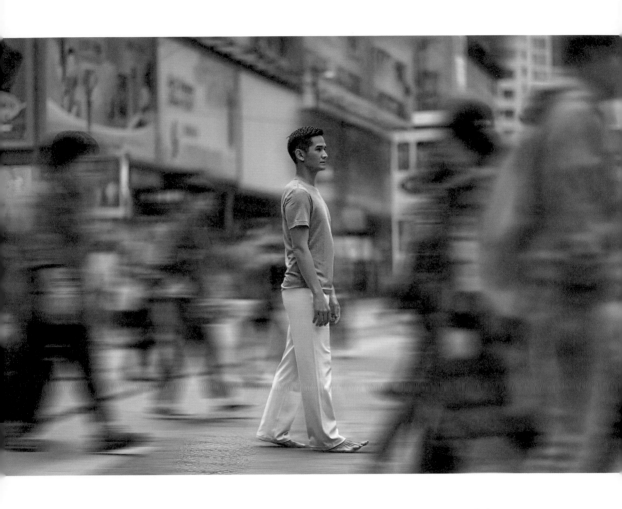

世界很小，一個街角可以遇見一個人；

世界很大，一個轉身可以丟掉一個人。

我們的生命中，就這樣不停的在某個街角轉身，

不小心丟了誰，又不小心遇見誰。

一個教唱歌的老師
一個開瑜伽館的老闆

不過，我唱歌唱到一個高峰就離開了。那個時期，我參與了一些佛教方面的唱片、舞臺劇等等，也曾代表馬來西亞參加一些國際活動。之後，我找了一份跟自己所學有關的設計方面工作，當起上班族來。生活過得很簡樸，吃得很簡單，每天搭公車上班。可時間一久，就發現很多事不由得自己的美術設計工作並不適合自己，再加上內心仍然愛著音樂……碰巧有個朋友邀我去酒吧唱歌，於是二十四歲的我又重返舞臺，也重返了擂臺（贏得的獎金，足以支付我買車的頭期款）。

同時，有朋友建議我教聲樂。於是，我租了一個小小的房間，開始轉戰幕後教唱歌，學生還不少呢！那時候，熱門時段是下午，晚上幾乎沒什麼學生上課。有天，一個有點年紀的阿姨來，想跟我租房間教瑜伽，我心想反正教室空著也是空著，就把晚上時段租出去了。

當時，我雖然在健身房上有氧運動（從中學開始，我逐漸熱中各種有氧運動，所以後來身體也就慢慢變好了），可是從沒進去過瑜伽教室，不知道瑜伽是怎麼一回事，但也不排斥就是了。後來在一次很偶然的機會下，有氧老師沒來，而隔壁教室要上瑜伽課，就這麼生平第一次去體驗了。

然而，瑜伽真正進入我的生活，是在我把音樂教室分租出去那時候。

瑜伽教室上課時，我曾踮起腳尖看看裡面的情形。該怎麼說呢？給我的整體感覺很不錯，我指的是——賺錢方面的感覺。其實那個房間不大，頂多只能容納七、八個人，可是一個月過後學生居然爆滿，房間不夠大、不夠用了。原來，練瑜伽的人會希望每天晚上都能上課，要不然就是一個星期會想上兩、三次課。後

來，我決定打通隔壁的一個大房間，拿來當作瑜伽教室。我和瑜伽的緣分就此開始，可是那時是以生意的角度來經營、看待瑜伽。沒想到，一個月之後，瑜伽教室又爆滿了（畢竟我們那裡是個小鄉下嘛，開課消息是傳得很快的），然後我又再擴充，再租了一個空間。

　　不久後，有個印度籍的瑜伽老師來找我（他太太是馬來西亞人），問我想不想辦一些培訓瑜伽老師的課程（我感覺到商機越來越好了），所以後來就開始辦起培訓課程。我自己也接受了培訓，所以很早便拿到瑜伽導師執照，包括國際瑜伽聯盟協會（I. Y. F.）的瑜伽培訓導師、全美瑜伽聯盟（Yoga Alliance）的高級瑜伽培訓導師認證（只是，培訓課程上得很密集，沒辦法讓人實際體驗怎麼教學，後來我去印度上的課，就真的是會帶著你做教學）。然而，那時候的我並不喜歡瑜伽，總覺得是沒事找罪受，雖然拿了執照，卻沒有實際去教學，只是以生意人角度經營著瑜伽館（除了原本這一家，後來又在不同地區開了兩家瑜伽館），我從沒上過自己旗下老師的瑜伽課，都是到健身房去上我的有氧運動。

曾經，我不做瑜伽，我做瑜伽生意

　　做生意看似風光，可是經營壓力很大，我無時無刻都在煩惱每個月月初要繳租金，要付老師鐘點費和員工薪水的事情，以至於經常失眠，身體不好，總想著要結束事業。當時，我也曾認真問自己快樂嗎，內心明明知道真相，但未來人生方向的不確定性讓我感到害怕，於是就這麼過了五年。

　　然後，我生命中又出現了貴人，是我瑜伽館的一個會員阿姨，她熱愛瑜伽，每次課後都會留下來跟我們聊天。她問了我好幾次，要不要跟她到印度走一趟，再去上瑜伽課。可當時我只把瑜伽當做一門生意，壓根兒沒想過瑜伽還能給我些什麼，所以每次都直接了當的拒絕。半年後，也許是經營壓力已經大到某個瓶頸，也或許是因緣俱足的關係，我毅然決然將三家瑜伽館頂讓了出去。想想，這個決定還挺驚人的，其實我身上沒什麼錢，但已經管不了太多，只想著要得到心靈上

的快樂，只覺得這一切夠了、夠了，然後，心情一下子就變輕鬆了。經歷過這段做生意、當老闆的時間，我也更加了解自己是那種不喜歡待在一個地方承受過多壓力的人，我比較喜歡自由，喜歡到處跑，畢竟我一向熱愛旅行。

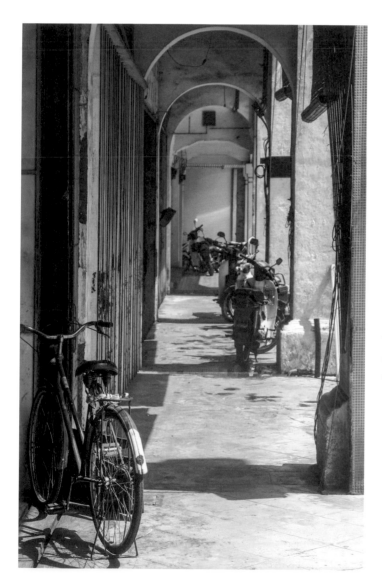

記憶中，
我就是在這樣的環境長大的，
每天都光著腳跑來跑去——
自由自在的童年。

一個自以為是的瑜伽習練者

結束生意，我決定動身到印度。做了這個決定後，長久以來我第一次意識到了自己的呼吸。我還記得當時臉上莫名掛著兩行淚水，可是心裡並不悲傷。二〇一〇年，我帶著解脫的心飛到了印度。

我的確跟那位會員阿姨一起去了印度。飛機降落後，我們搭了八個小時的計程車，一路顛簸的去到位在馬哈拉施特拉邦（Maharashtra）納希克（Nashik）的瑜伽聖地——瑜伽知識大學（Yoga Vidya Guruku，或譯哈達瑜伽學校）。路況實在很差，我一直想吐，然後司機跑下車幫我買東西，給我提神，吃了就不會吐了。那是一種吃了嘴巴會紅紅的東西，後來才知道是檳榔。回想起來，實在好笑，我記得我全程都在罵那位阿姨，而她的脾氣修養也實在太好了，居然任由我罵（可見她真的很想去印度，多麼想要有個伴）。

哈達瑜伽學校坐落在西高止山脈（Mountains Range of Sahyadri），由「瑜伽大師」Vishwas Mandlik 博士創辦於一九七八年。顧名思義，課程自然是以傳統瑜伽哈達瑜伽（Hatha Yoga）為基礎。

為期近兩個月的課程，我在第一天早晨便朝氣蓬勃的準備大展身手。踏入道場時，我放眼望去，想找個面向鏡子的顯眼位置，這樣就能透過鏡子檢查自己的體式是否正確。然而，道場是印度教徒的靜修處，和一般瑜伽中心不同，所以沒有鏡子。我心裡覺得不是滋味，只好隨便找了個墊子坐下來。

遠遠的，我看見一名披著橘袍的老人家走了過來。「這老頭會是瑜伽老師嗎？他一大把年紀了，還能幹什麼？」心裡雖嘟嚷著，但仍期待他帶來奇蹟。

老人家慢慢走到神像前，點燃了一炷香。當時，大家都被他強大的氣場所震

懍，道場瞬間安靜了下來，我清晰聽見了自己的呼吸聲和心跳聲。這種感覺前所未有，不僅陌生，還讓人害怕。接著，他要我們所有的人轉過身去，仰臥在瑜伽墊上（當時我不知道為什麼要這麼做，後來才明白原來不能以下半身朝著神像，這樣對神明不敬）。

「放鬆頭腦，放鬆身體……。」他以一口印度腔英語告訴我們要放鬆，可是，他越強調放鬆，我的呼吸就越急促，內心就越不舒服。我當場愣了好幾分鐘。然後開始進行拜日式（Surya Namaskar）的練習。

拜日時，得閉上眼睛，每一式都要吟唱與脈輪相應的「種子音」（Bija），像是 Lam、Vam、Ram、Yam、Ham、Aum 和 Ng。這和我先前所學完全不同，因此衝擊不小。那時，傲慢的我站了起來，大聲喝道：「Stop! Stop!」老人家遠遠的看著我，請我到前面展示。於是，我在他面前大展身手。本以為他會讚賞我一番，沒想到他甩了甩頭，揮一揮手便要我回座位去。我心裡納悶，覺得自己是在對牛彈琴。

驕傲的心，看什麼都不順眼

道場生活非常沉悶。每天清晨五點，我那沉重的身體都得靠鬧鐘呼叫才被逼著醒來。洗淨身體後，喝一杯熱呼呼的印度薑茶（Chai）暖胃，

拜日式，是什麼？

拜日式，是做瑜伽時用來讓身體預熱的練習，這是一套開始做各種姿勢的重要基本動作，全套共十二式，好讓身心煥發活力，達致統一、和諧的狀態。有人說，拜日的形式始於遠古人類意識到自身和宇宙的精神力量，便心懷感激的敬拜、問候太陽，感激讓我們擁有溫暖、光明，以及大自然的活力、強大的生命力。

因此就瑜伽習練者而言，太陽象徵精神意識，而這意識正是瑜伽的基礎。印度瑜伽大師普拉德·賈尼（Prahlad Jani）認為，人的道行若夠，是可以僅靠曬太陽為生的，因為陽光是一切能量的來源，而他個人也已七十多年沒進食。他的傳奇故事就在奧地利紀錄片《生命源於光》（In the Beginning There Was Light）之中。

大夥兒就開始梵唱（Mantra Chanting）、冥想（Meditation），以及進行體式、調息法等瑜伽練習，整個過程將近三個小時。可我一直覺得身體裡有顆好幾千噸重的石頭，所以總打著呼嚕，並在心裡發牢騷，期盼這兩個多小時快點結束。

早課結束後才吃早餐。餐前要念〈感恩辭〉。早餐是兩片印度麥餅（Chapati，或譯印度烤餅）、印度奶茶（Masala chai，混合香料茶）和一些配菜。我對如此樸素的食物和分量充滿疑惑，「眼前食物僅僅是我平日早餐的三分之一，能提供我足夠的能量嗎？」我通常在五分鐘內就徹底完結這一盤早餐。

不僅如此，我已經認為自己從食物裡攝取的營養不足，可是竟然還要進行好幾天的瑜伽斷食，以及胃道清潔法（Dhauti）、灌腸清潔法（Bhasti）、鼻腔清潔法（Neti）、凝視法（Trâtak）、腹腔提挪法（Nauli），與頭顱清明法（Kapâlabhâti）的淨化法（Shat-karmā），我得洗鼻、吞紗布、灌鹽水、灌腸等等。每做一次都讓我身體疲累、虛弱，口感淡淡的，話也沒辦法多說，一直想要閉目養神……我內心萌生起一個念頭：「我會不會死在他鄉呀？」

下午則得進行一個小時的業瑜伽，每個同學都得按照輪值表分配著打掃環境。在瑜伽裡，這是一種奉獻的練習。我曾經跟上師（Swamiji）說我不要洗廁所，也不要做會曬太陽的工作，他一如既往地甩了甩頭，既不拒絕也不答應。星期一是分派工作的日子，因此在這天來臨前，我就會開始緊張，前一晚甚至向滿天神佛祈禱求得一份好差事。然而，老天賜予我的卻是到街上做垃圾分類。

有一次，我在打掃教室時，突然來了不速之客——一條非常粗大的蛇，嚇得我兩腿癱軟，儘管室友一直叫我快跑，腿卻完全不聽使喚。還有一次，上廁所時瞥見地上有隻大蜘蛛，我顧不得絞痛的肚子，馬上奪門而出。

我想盡辦法逃離這個讓我苦悶又乏味的地方。可惜這地方離市區太遠，要逃也不容易（一想到得坐八個小時的車才到得了市中心，念頭馬上被澆熄）。掙扎了三個星期後，我總算放棄逃跑；而打從我心甘情願留下來那一刻開始，我的心完全敞了開來，也逐漸感受到傳統瑜伽的奧妙。

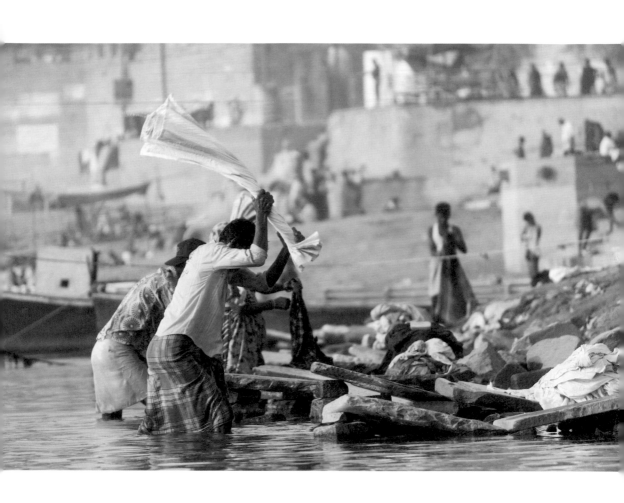

每一個旅程的背後，都帶著意義的意味。(當年我人生第一次在印度的心靈之旅)

臣服了，療癒就自然發生

不再想逃了，我才終於看見道場彌漫著寧靜的氛圍。

　　道場的生活是規律的。每天早晨都要步行到山上，與大夥兒一起向太陽敬禮，進行拜日式的練習。那一幕至今仍深深印在我腦海裡，遼闊的天空、宏偉的山林、徐徐的清風，緊緊的擁抱著我。當下，我真的感到無比幸福、快樂。生平第一次與大自然和諧共存的我，眼淚就這麼不知不覺的流了下來。流淚，不是因為悲傷，而是一種放手後的幸福。

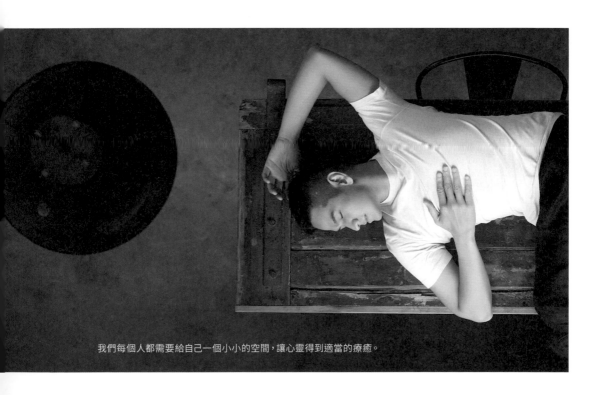

我們每個人都需要給自己一個小小的空間，讓心靈得到適當的療癒。

太陽下山後，用過晚餐，大家會躺在草地上，雙手放在後頭，靜靜守護著天上的星星，並且就這麼愣著；有時則圍坐成一圈，朝著正中央熱烈焚燒的火團快樂唱誦著〈拜讚歌〉（Bhajans），搭配印度傳統樂器，釋放一整天的心情。剛開始，我不明白上師為什麼一直把手上的油和一堆黑色的東西往火團裡放，之後再把手上的油塗在每個人的額頭上。後來才知道那是一種保佑的儀式，而且發現那團黑色的東西竟然是——牛糞。

接著，我內心主觀的想法也離去了，這時我才領悟到，打掃道場環境與清潔衛生的同時，也等於是在潔淨自己的執著與習氣，要我時時刻刻反省自己，看見自己的不足與改正。這便是業瑜伽教我的事，也就是做每件事都要保持覺知，並將內在的情緒轉化成無條件的愛與奉獻。

我很安靜，我心安寧

道場的日常活動對我而言不再是折磨了。在這裡，我經歷了兩次的二日禁語。每個同學身上都掛上了「I am silent」的小牌子，表示「我很安靜」。那兩天，完全沒有任何交談及眼神交流。第一次，我有點不太習慣；第二次，感覺完全不一樣，我完全沉浸在寧靜的空間裡。漸漸的，我發現我們其實不需要時時刻刻往外接觸、探求而忽略了自己，禁語能讓我們的節奏慢下來，並多

業瑜伽，是什麼？

業瑜伽，也稱「行動瑜伽」，與佛教所謂的「業障」無關。吠陀瑜伽時期的業瑜伽，乃通過無私的行動來奉獻給神，以行動來淨化心靈，這也是人們對宇宙所能做出的最重要貢獻，而印度國父「聖雄甘地」正是業瑜伽的奉行者。

知名的印度哲學家辨喜（Swami-Vivekananda，原名 Narendranath Datta，1863～1902）曾說：「業瑜伽，是一種試圖透過無私行為或善行而達致自由的體系。一個人應該活得像個主人，而不是像奴隸那樣工作。一個人如果讓自私自利來支配自己的行為，就會變成慾望的奴隸。一個人必須無所求，不為金錢、名譽或任何東西而活。只要能做到這一點，他也會成為佛陀，身上就能生出一股轉化世界的力量；這樣的人，正是業瑜伽的至高典型。」

了一份專注力。

　　我不再煩躁不安，而且能悠然自得的從生活中感受到樂趣。下午一點的自修時間，我會和室友到山上的大樹下乘涼，安靜的在大自然中與自己相處兩個小時。有時候，我們會一塊兒到小鎮去買餅乾與冰淇淋吃，在炎熱的太陽底下一口接一口的舔著冰淇淋，讓我豁然明白——能夠享受當下，內心便很飽滿。

　　當內心臣服了，療癒就悄悄的在身上發生。我感覺到奇蹟降臨了！先前總認為每日攝取的營養不足、各種潔淨法看起來很可怕，但如今身心卻開始起變化——我不再需要鬧鐘就能在每天清晨睜開眼睛；醒來後，總感覺精神飽滿，嘴角不自覺地往上揚，懷著輕鬆、愉快的心情練習瑜伽；呼吸順暢，內心柔軟，身體輕盈，頭腦清晰，內心臣服，能夠在體式中感受氣息的流動，在冥想中感受自己與內在的連結，一絲掙扎感也無，我感覺到自己時時刻刻都在靜心之中，即使置身嘈雜的世界，仍然處於自己內心的清淨地。

　　直到今日，我仍享受著這段無比的幸福時光，而且這份幸福感已經從我心中被及其他人心上。

瑜伽是一種生活態度，更是人生哲學。修習瑜伽

猶如打造一把開啟內在身心的鑰匙，只要持續練

習，每個人都可以由內而外散發出真正的光芒。

在乎自己的心與身：
瑜伽，不只是一個人的修行

CHAPTER II

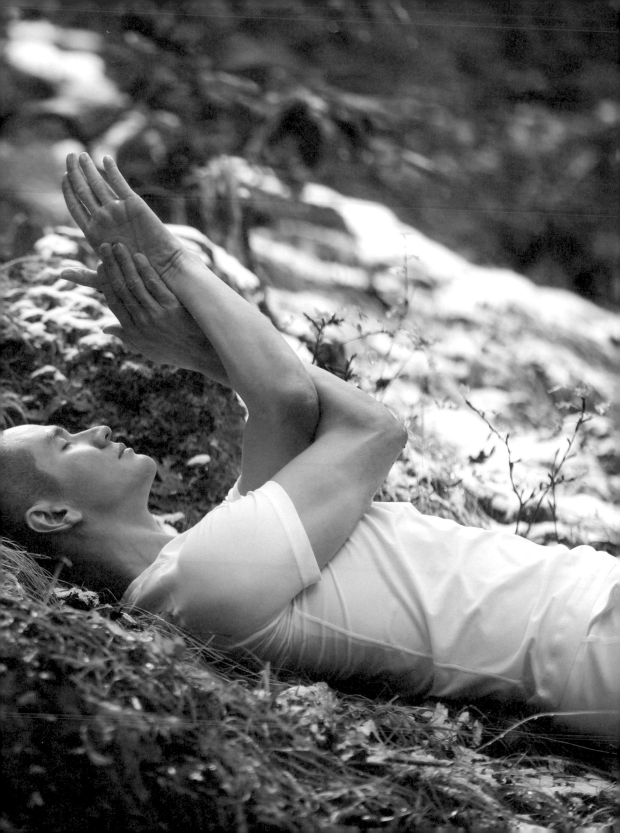

印度歸來，
走上真正的瑜伽教學路

　　二〇一〇年，在印度的哈達瑜伽學校上了近兩個月的課之後，我回到馬來西亞，重新展開瑜伽的修行道路——逐漸領悟了傳統瑜伽精髓和精神的我，開始深入探索、了解瑜伽背後的意義。

　　我每天都起得很早，梳洗後開始冥想、調息，並進行體式的練習，結束後就到附近的印度攤子來杯印度奶茶和煎餅。看著眼前的早餐，我內心滿是喜悅，一口一口的慢慢品嘗著，感受食物細膩的味道從舌尖蔓延開來。有天早上，回想起自己在印度時也曾吃著相同的早餐，可是剛開始卻滿肚子委屈，那個瞬間，我驚訝發現自己內心起了微妙的變化——以前，由於工作的關係，我經常追著時間跑，每次吃飯總是狼吞虎嚥的，就這麼長期折磨著自己的消化系統。腳步放慢後，對身體的感受變得細膩入微，也開始真正嘗到食物的味道，雖不是什麼山珍海味，卻足以使身心愉悅。漸漸的，我的身體因飲食的改變而變得越來越輕盈，很多舊疾也不藥而癒。

　　為了將自己對瑜伽的新體驗與心得分享給更多人，我四處探聽，甚至登門造訪一些瑜伽教室，希望謀得一份瑜伽教職。沒想到，人們腦海中對瑜伽的認知是那麼根深蒂固。

　　一個月後的某一天，終於收到了好消息，要我擔任兩個星期的代課老師。我既興奮又緊張，失眠了好幾晚。當代課日子終於來臨，我抱著快樂的心情去上課，並期望自己有好表現，以獲得固定教課的機會。一開始，我引領學生做一節哈達瑜伽，每個動作皆停留五至十息（吐氣曰呼，入氣曰吸；一呼一吸，是為一息），並叮嚀大家在過程中要閉上眼睛，把注意力放在自己的呼吸上。下課後，

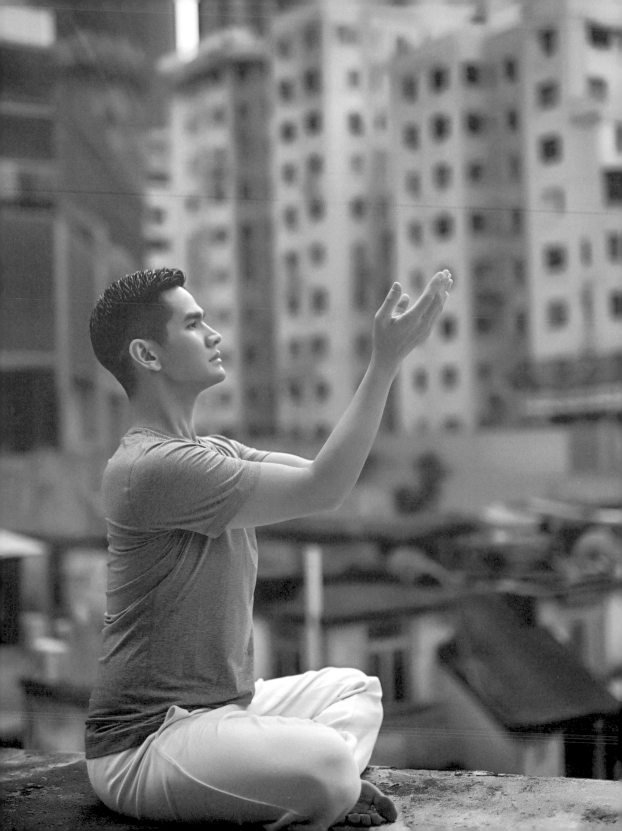

在一個偶然的機緣下，二〇一六年十二月，我參加了 Chris Su 老師在吉隆坡為時五十小時的正念陰瑜伽師資培訓課程，並在毫無陰瑜伽、人體解剖學及經絡理論的知識下順利完成。過程中，我從抗拒停留在體式與接受身體疼痛的實相，至慢慢可以用心去觀察身體的僵硬與呼吸，這無疑是我從陰瑜伽裡領悟得最多的。三個月後，我終於帶了第一堂陰瑜伽課，並出乎意料的獲得學生們的好評。我那忐忑不安的心，自此下定決心與學生分享正念陰瑜伽。正念是一門生活的藝術；我天天學習成長，從心觀察，從容不迫，懷抱一顆最赤裸、閃爍的心回到自我。

——張詩晴（馬來西亞）

有個學生高聲問我：「老師，為什麼都沒有流汗？感覺很像在睡覺。」學生的疑惑成了一把利刃，頓時刺痛了我的心，讓我不禁懷疑自己的教法是不是出了問題。

接著，瑜伽教室的負責人要我到辦公室去，他語調雖溫柔，眼神卻有藏不住的不滿。「這是你這一節課的鐘點費，下星期不用來了。」當下，我感覺得到自己的眼眶都濕了，這對我來說打擊好大，靈魂像突然離開身體似的，雙腳拖著空空的軀殼走出了瑜伽教室。

我為此難過了一段日子，不斷的自我反省，直到確信自己想傳達的瑜伽理念是正確無誤的。重新調整過後，我又繼續把自己交了出去。

做自己，走自己的路，從來都不容易。在教學路上，我走得跌跌撞撞，每一次的挫折來臨，彷彿都在考驗我是否仍要繼續堅持自己的理念。但我始終不曾動搖，半年之後，我總算成為全職的瑜伽老師。

瑜伽，從不只是折來折去

那麼，究竟什麼是瑜伽？我所理解與認識的瑜伽樣貌又是如何？

瑜伽，英文叫做「Yoga」，是從梵文「yuj」這個字根演變而來，意為「連接、結合或聯合」，後來又引申為修練身心的方法。

可以說，瑜伽，是一種「為了讓身體精神心靈達到和諧、統一」的實踐與練習。

也就是說，瑜伽不只是一種折來折去的運動。它是哲學，而且它不只有理論，還有運動與練習可以讓人去實踐。

瑜伽源於古印度，而印度人一向視瑜伽為哲學，他們將自己對哲學的深思與研究呈現在許多名為「奧義書」（Upanisad）的典籍裡。例如《石氏奧義書》（Kathaka Upanisad）便提到：「當五識和心意停息，思維不再起動，這才臻至高境，此境被稱為『瑜伽』。」《白騾奧義書》（Śvetāśvatara Upaniṣad）則更有系統的說明了瑜伽功法，說修行的時候很容易出現煙、霧、太陽、閃電、明月等幻相，說瑜伽的入世作用是超越生老病死的束縛，也說瑜伽要達到的最終目的是親證「梵我」，以獲得最後的解脫。

因此，奧義書認為，「梵我一如」才是核心思想，瑜伽僅僅只是達致此終極境界的手段罷了。「梵」是宇宙的主宰，「一如」是等同、沒有差別，這意味著——宇宙的主宰與我個人，兩者是同一件事，也就是透過瑜伽的實踐，達到天人合一的境界。

後來，印度教經典《薄伽梵歌》（Bhagavad Gītā），則又擴大瑜伽的涵義，將所有和人有關的活動都納入了瑜伽的範圍，是為「業瑜伽」（Karma

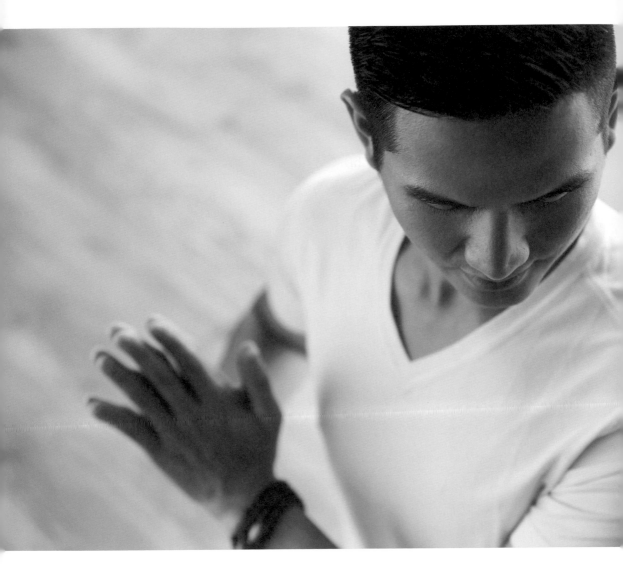

瑜伽是一種愛、一種喜悅、一種力量，只要你相信它的存在，你會感受到其中的美好。

Yoga）。從此，瑜伽開始受到正視。

　　瑜伽的實踐期雖然相當長，可是一直沒有被系統化。終於，西元前五世紀出現了《瑜伽經》（Yoga Sutra）一書，書裡彙整了所有口耳相傳的瑜伽知識，從而建構出一套完整的理論體系和實踐系統——八支（Eight Limbs of Yoga，或譯八肢、八步）功法，包括：持戒（yama）、精進（niyama）、調身（asana，體位法）、調息（pranayama，呼吸法）、攝心（pratyahara）、凝神（dharana）、入定（dhyana）、三摩地（Samadhi）。

　　不過，《瑜伽經》還是比較偏向心性的鍛鍊與哲理，一直要到十五世紀成書的《哈達燈炬》（Hatha Pradipika）才提供了瑜伽鍛鍊的完整功法，書中整理出體位法、淨化法、呼吸法、身印和鎖印等方法、細節。這本書也被稱為《哈達瑜伽經》，我們一般所說的「瑜伽」，正是指哈達瑜伽（Hatha Yoga）。

從哲學系統走向體位法

　　那麼，如此古老且富有哲學色彩的瑜伽，又是如何走出印度，傳揚到全世界去的？

　　首先得歸功印度哲學家辨喜（Swami Vivekananda，原名 Narendranath Datta，1863～1902），沒有他，就沒有現代瑜伽的誕生。一八九三年，「世界宗教議會」（World's Parliament of Religions）在芝加哥舉行，他的演講造成了轟動，從此開啟他在歐美巡迴演講及傳播印度靈性文化的使命；他是以《瑜伽經》為主，藉此將瑜伽哲學介紹給西方社會。因此，一般多認為，辨喜是將冥想與靈性相關部分傳授到歐美的第一人。

　　於是，對東方哲學好奇的西方青年，開始前往印度尋找、學習瑜伽。有「現代瑜伽之父」譽稱的奎師那阿闍梨（Tirumalai Krishnamachary，1888～1989），不藏私的將現代瑜伽的「體位法」傳授給年輕人們。這位師承哈達瑜伽大師羅摩默罕（Ramamohana Brahmachari）（據說精練三千體式）的現代瑜伽

艾揚格與他的艾氏瑜伽

艾揚格打從十五歲便跟隨姊夫奎師那阿闍梨（Tirumalai Krishnamachary）學習瑜伽，十八歲就奉姊夫老師之命教授瑜伽。每每有賓客前來宮殿，便由他示範「最驚人，最讓人眼花撩亂」的瑜伽體式。一九五二年，前往印度訪問的美國小提琴家曼紐因（Yehudi Menuhin，1916～1999）對瑜伽有興趣，艾揚格被派去會面，原訂五分鐘的會面，在艾揚格示範了體式後，延長至三個小時……這件事成為他人生的轉捩點。兩年後，艾揚格受曼紐因之邀到瑞士教授幾位知名音樂家習練瑜伽，並在瑞士、英國公開演講與表演。

一九六六年，艾揚格出版了《瑜伽之光》（Light on Yoga）一書，全面介紹了瑜伽的習練方法，被譽為「西方人通往東方古老健康藝術的捷徑」。不久，他發展出了屬於自己獨特風格的「艾揚格瑜伽」（或譯艾氏瑜伽），此瑜伽體系非常注重姿勢的正確擺放，並強調人體生理結構和骨骼、肌肉的功能，運用了大量輔具讓身體狀況不好的人也能習練瑜伽，表示只要體式動作精準，就能恢復身體健康。艾揚格以西方人追求的科學精神解釋瑜伽體位法的原理，由此在西方社會得到很大迴響，最後甚至在五大洲開辦學校，被尊稱為「尊敬的上師」（guru-ji）。

之父，曾在宮殿裡教授瑜伽，還發展出了阿斯坦加瑜伽（Ashtanga Yoga），後來他的主要弟子陸續在美國開班教授，阿斯坦加瑜伽從此開始風靡世界。

除了阿斯坦加瑜伽，這位現代瑜伽之父也跟後來發展出的「艾揚格瑜伽」（Iyengar Yoga）有著密切關係——他，正是艾式瑜伽創始人艾揚格（B. K. S. Iyengar，1918～2014）的姊夫。艾式瑜伽是相當被廣泛習練的瑜伽體系，特色是做每個體式的時候都會停留較長的時間，好讓身體得到修復。

而後來到一九九〇年代，在許多西方明星、模特兒、運動員的加持下，習練瑜伽成了一股鍛鍊身心的風潮，從而衍生出各式各樣的派別，瑜伽就這樣慢慢的從哲學性的思考與實踐，走向了體位法的追求。

瑜伽體系雖多，但都源自於哈達瑜伽。不一樣的瑜伽會吸引不一樣的人習練，卻不表示彼此相斥，反倒代表每個人都能找尋適合自己實踐的瑜伽道路。只要投入了靈魂與能量在其中，無論哪種體系或理論，對瑜伽習練者而言，都是通往精神世界的工具，畢竟最終目的都是為了引導人們回到心靈上的修練，可不是嗎？

三身五鞘，身心靈平衡之道

相信大家都明白，很多事是一以貫之、萬流歸宗的，瑜伽的修行也不例外。前面曾稍微提過，瑜伽重要經典《瑜伽經》（Yoga Sutra）歸納出了一套完整的瑜伽理論體系和實踐系統，也就是八支（Eight Limbs of Yoga，或譯八肢、八步）功法（後面會再詳述）；接下來，我們先來認識一下同樣與身心靈平衡有關的「三身五鞘」，它與八支功法完全是相互對應且相合的。

從廣義的瑜伽系統來看，人有三身五鞘。「三身」，分別指——生理方面的物理身（Stula Sharira，或稱粗身）、心理方面的意氣身（Linga Sharira 或 Sukshma Sharira）、心靈方面的因果身（Karana sharira，或稱種子身）。其中，意氣身和因果身是合在一起的，人死，它們就離開物理身了。

而這三個身，包含了「五鞘」。「鞘」（Kosha）又是什麼，鞘是指軀殼，人的身體，由內而外，一共有五層軀殼。這五鞘（五層軀殼）看似分離，實則彼此關聯且融合，更與身體各器官存在著健康方面的對應關係；事實上，傳統瑜伽在實踐方面，一直以來都會對這五鞘進行不同的鍛鍊，畢竟唯有身心靈平衡，我們才可能擁有全方位的健康。

食物鞘 Annamaya Kosha

「Anna」是「食物」之意，「maya」則有「假象」之意，以被食物滋養而名之，這層軀殼包括了與身體有關的所有感受。它存在於物理身中，由物理世界的元素組成，存在、出生、成長、成熟、衰老、死亡是它的性質。大多數人對這個軀殼相當執著，這也是為什麼斷食對所有宗教來說都是很重要的一件事。

食物鞘：對應了八支功法中的「持戒」、「精進」。

氣能鞘 Pranamaya Kosha

「Prana」是「呼吸、能量」之意。當一個人擺脫了食物鞘的執著與依戀，可從空氣、陽光、水分獲得能量，就能進入氣能鞘。這層軀殼是我們粗大的身體裡更精微的部分，存在於意氣身中，由脈、脈輪及遍行全身的五種生命之氣（命根氣、下行氣、平行氣、上行氣、遍行氣），與五個行動器官（口、手、腳、肛門、生殖器）所組成，這就是為什麼我們會感覺到餓、渴、熱和冷。

氣能鞘：對應了八支功法中的「調身」（體式法）、「調息」（呼吸法）。

心意鞘 Manomaya Kosha

「Mano」代表「心意」，它存在於意氣身中，這層軀殼由頭腦（思考和懷疑）、潛意識（記憶庫）、認知器官（眼〔視覺〕、耳〔聽覺〕、鼻〔嗅覺〕、舌〔味覺〕、皮膚〔觸覺〕）組成，我們之所以會思考、懷疑、憤怒、有情慾、消沉、興奮、迷惑都是因為它。《瑜伽經》（Yoga Sutra）開宗明義的告訴我們：「瑜伽，意味著控制意念的波動。」一個人只要有堅定的信念，就能從中得到力量。

心意鞘：對應了八支功法中的「攝心」，這個部分也是習練正念陰瑜伽的重點，後面會再詳述。

覺悟鞘 Vijnanamaya Kosha

也稱智性鞘。「Vijnana」是「覺悟」之意，它存在意氣身中，這層軀殼由智力（Buddhi）和自我（Ahamkara）組成，能夠辨別與決定正是它的功能所在，代表對人生和宇宙至高真理的體悟。

覺悟鞘：對應了八支功法中的「凝神」、「入定」，我們一般人的修行較難到達這個境界，此已屬於宗師等級。

喜樂鞘 Anandamaya Kosha

　　「Anandamaya」是「永恆的喜悅」，它存在於因果身內，能讓人體驗到幸福、喜悅、寧靜與祥和。這是距離靈魂最近的軀殼，由純粹的喜悅構成（有了對智慧的覺悟，才可能擁有超越心意、超越智慧的靈性喜悅），最終，我們將透過它來認識本我（atman），也就是永恆靈魂的存在。

　　喜樂鞘：對應了八支功法中的「三摩地」，我們一般人的修行較難到達這個境界，此已屬於宗師等級。

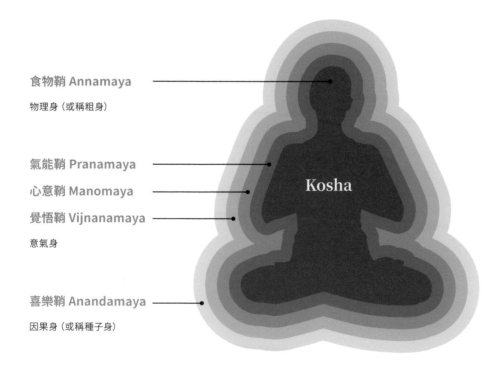

食物鞘 Annamaya
物理身（或稱粗身）

氣能鞘 Pranamaya
心意鞘 Manomaya
覺悟鞘 Vijnanamaya
意氣身

喜樂鞘 Anandamaya
因果身（或稱種子身）

Kosha

有關食物鞘的鍛鍊──向印度中醫取經

　　去印度研習瑜伽那兩個月，我的身與心還收下了另一份很重要的禮物，那就是──來自古印度阿育吠陀醫學（可理解成印度的中醫）的養生智慧。

　　阿育吠陀（Āyurveda）中的「Āyur」指生命，「Veda」為知識、科學之意，意指「生命的智慧」或「生命的科學」。它不只是一門醫學體系，也代表一種健康的生活方式。阿育吠陀醫學認為，人有身心靈三個層面，而我們每個人的身體裡都帶有大自然的「地、水、火、風、空」五種基本元素，這五種元素組成了三種不同的體質：

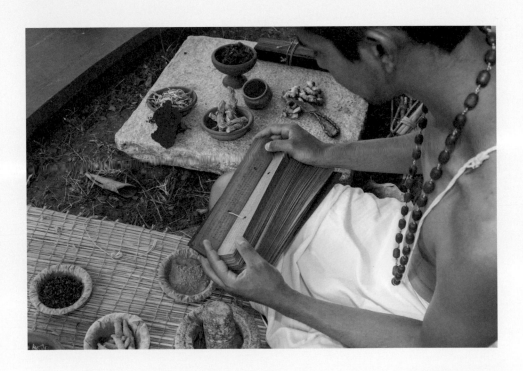

風型：皮膚乾燥、行動快速、點子多、需要放鬆。

火型：皮膚潤澤、心思敏銳、情感強烈（可能潛伏在心中）、有領導慾、需要平衡。

土型：皮膚油膩、穩重可靠、很好相處、需要動力和激勵。

所有的生命形態都具備「地、水、火、風、空」這五種基本元素。平衡時，身心靈會向上提升；反之，則會生病。人體的成長取決於所獲得的營養，也就是食物，而食物也由這五種基本元素組成。食物有「酸、甜、苦、鹹、刺激性（如辣，或刺鼻）、澀」這六種味道，除了會給味蕾帶來不同的感受，對不同體質的人的能量也會有影響，以下提出一些建議：

風型體質的人：可多選擇甜、酸、鹹的食物，以撫平不安、恐懼的情緒。

火型體質的人：可多選擇甜、苦、澀的食物，平衡自己急躁、暴怒的傾向。

土型體質的人：可多選擇苦、辣、澀的食物，增加活動力。

在這邊也要特別說一下，絕大部分的人都是混合型體質，而且會不斷的交互作用，但當然，我們身上還是會由一種體質來主導。

阿育吠陀醫學告訴你怎麼吃

此外，阿育吠陀醫學還將食物分為悅性、變性、惰性三種：

悅性食物：新鮮、未過度烹煮的食物才會帶有很多生命能量，像是——蔬菜（辣椒等辛香類除外）、水果（榴槤除外），以及五穀雜糧這些在太陽底下生長

的植物性食物。這類食物會給人帶來輕鬆、快樂的心情，讓人精力充沛，卻又祥和、寧靜，不易胡思亂想、自尋煩惱，建議可多攝取。

變性食物：會刺激神經系統，像是——咖啡、巧克力、茶、化學醬油、汽水、榴槤、辣椒、蔥、蒜、韭等等。這類食物會讓人思緒過多、情緒起伏大、慾望過盛、浮躁不安、爭強好勝、固執己見。

惰性食物：不具有生命能量，像是——肉類、菸酒、麻醉品，以及過度烹煮和陳腐的食物。這類食物會讓人懶散、倦怠、心浮氣躁、妄念不斷。必須注意的是，因為含有多醣體而被視為抗癌食物的「蕈菇類」，由於生長在陰暗處，因此也算是惰性食物，吃多易昏睡，沒有清晰的覺知，建議最好吃曝曬過的香菇。

無論你是哪一種體質，阿育吠陀醫學都鼓勵你吃悅性食物，因為它有機、乾淨、新鮮和天然。再加上容易消化，久而久之，堵塞在經脈的毒素也會清除，身體自然變得輕盈、柔軟，習練瑜伽做體式時就不會再承受那麼大的壓力了。

這也正是為什麼，在印度時，上師一直提醒我們一旦開始習練瑜伽，就要改變過往的飲食習慣。然後，再連結到做拜日式動作的意義，我終於明白了——因為，陽光是地球上所有生命不可欠缺的滋養，而悅性食物在接受太陽的滋養後，儲存了多種能量，且富含維生素、礦物質。這就是為什麼，自然農耕或野生的蔬果、香料，所藏有的能量相對來說更豐富、也更具生命力，除了對身體好，還能淨化身體，使我們身心平靜、和諧與喜悅。

遵循著古印度的養生智慧，我找回了健康的飲食方式。

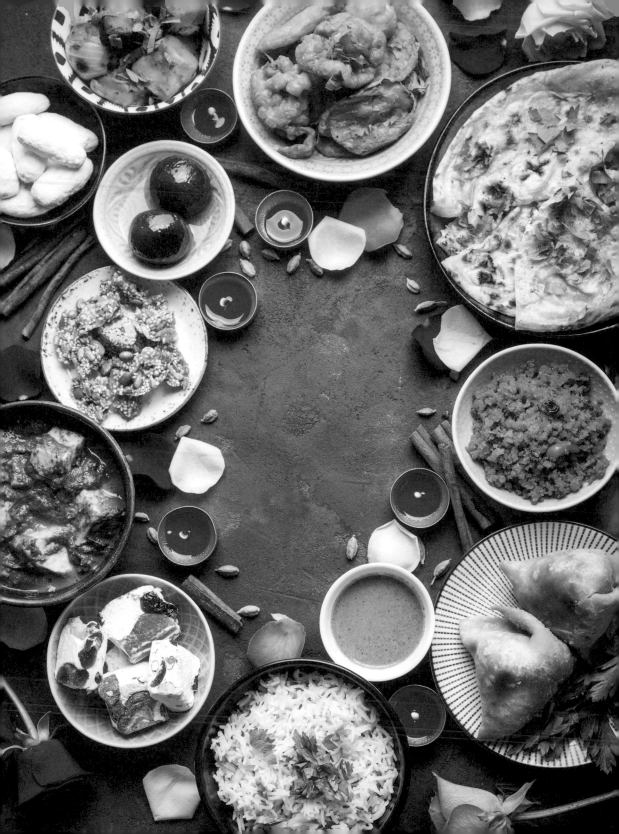

有關氣能鞘的鍛鍊──脈、脈輪、生命之氣

氣能鞘，由脈、脈輪、生命之氣組成，可說掌管著人體能量的運行，所以我們一定要進一步認識脈、脈輪、生命之氣的內涵。

脈輪，主宰身心靈的能量中心

先來說說脈和脈輪。

阿育吠陀醫學和哈達瑜伽認為，脈，可以讓氣流通到全身，主宰健康與壽命。人體內有七萬二千脈，其中以左脈、右脈、中脈最重要。

左脈：又稱月亮脈，掌管情感、記憶、過去和直覺；位在中脈旁邊。

右脈：又稱太陽脈，掌管邏輯思維、未來、計畫和行動；位在中脈旁邊。

中脈：從頭頂上的百會穴，貫穿人體正中央，來到生殖系統處的會陰穴。

脈輪：是身體的能量中心，人體的生命能量（氣）在此交會，並呈輪輻狀的往外釋放能量。脈輪主要有七個──海底輪、生殖輪、臍輪、心輪、喉輪、眉心輪、頂輪，這七輪位於脊柱上，與各器官相對應。這就是為什麼，脈輪如果阻塞，身體健康就會出狀況，各種不舒服及病痛正是脈輪狀態的反映。

下三輪（海底輪、生殖輪、臍輪）：為扎實連結大地的脈輪，主宰了人的生存意志與行動力，包括一個人的生活有沒有落實，扎根扎得如何。

中二輪（心輪、喉輪）：為療癒身心的脈輪，主宰言語。

上二輪（眉心輪、頂輪）：主宰靈修。

位在最下方的海底輪，掌管了我們的生理本能，是最基礎、根本的脈輪，是人體這個能量系統的「根」，所有的能量都從這裡出發，脈輪的啟動也是從這裡

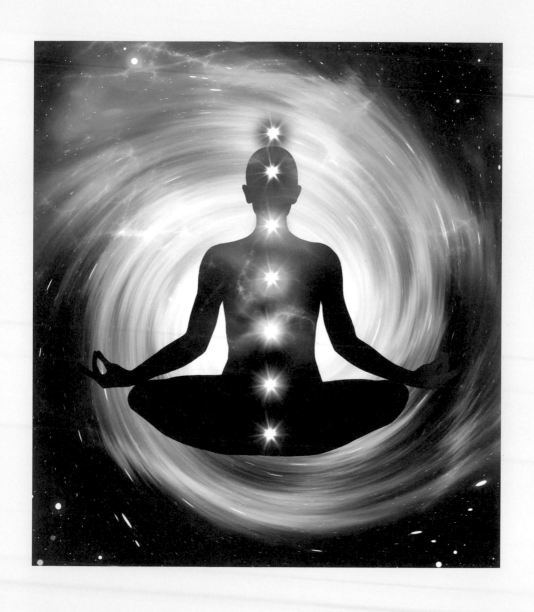

開始，再循序進入其他更高的脈輪。若你習練瑜伽，可針對不同的脈輪，以八支功法循序漸進加強脈輪功能，好讓身心變得健康，也會更容易進入較高的心靈體驗。

當左脈和右脈旋轉時，脈輪就會跟著轉動；如果其中一個脈輪卡住，其他六個也會停止運作。脈輪不活躍或封閉了，代表情緒狀態的運作不正常，而我們的情緒能量大多儲存在下三輪。

人的痛苦很多都與原生家庭有關。比如，一個小孩受到驚嚇，第一個反應一定是大哭大鬧，接著便尋求父母的安慰，所以一見著父母，就會緊緊抱著不放，因為這樣能產生安全感，認為自己是受到保護的。可是，卻有許多父母在這種時候責備孩子，甚至打孩子，導致孩子產生不被父母愛的念頭，生出「我不值得被愛」、「我不配擁有父母的愛」等想法。缺乏愛的小孩，在成長過程中會把自己封閉起來，不容易表達自己真實的感受；長大以後，便往外尋找愛，可往往會在上司與下屬、兩性情感等人際關係方面受到傷害……這，說白了就是生命功課。這樣的孩子長大成人後，如果沒有去覺知他受傷的源頭是什麼，並且去療癒它，傷害就會延續到下一代，形成一代接一代的惡性循環。有人說，這就是命運，其實不然，一個人若能覺知他所受到的傷害是什麼，就能去尋找療癒他內在創傷的法門，這個過程就像剝洋蔥，往脈輪一層一層的去探索。

情緒不好，脈輪就不好，身體也可能出狀況

習練瑜伽有助於打開脈輪，讓卡住的生命能量再度流動。情緒狀態不正常，會讓我們的肌肉緊繃，只要能夠慢慢放鬆，就能釋放積累已久的情緒──

開髖練習：有助我們放鬆肌肉，增加肌肉的強度與力量，還有助喚醒海底輪的能量，讓我們在孩童時期因創傷而隱藏起來的情緒獲得疏導。

開肩練習：可打開我們的心輪，畢竟，心，主宰著一切。在開肩練習時，我都會提醒自己和學生要把心敞開。此時，我發現自己的內心是充滿愛的，過程中我會去梳整內心的雜質，照顧好自己的心。我也經常提醒學生：「每個人都值得

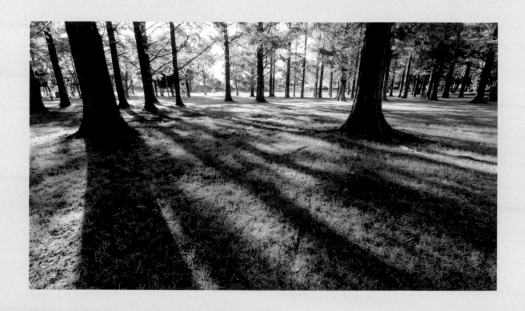

擁有愛，因為——我，就是愛。什麼意思呢？我們在分享愛的同時，也接受別人給予自己的愛。」完成練習後，我會讓學生雙膝往上彎曲，來到胸前，用雙手抱著膝蓋，閉上眼睛，感受自己的一顆心。這個動作就像在擁抱自己，你將感覺到自己的內心散發著光芒。這樣的感受是很美好的，因為只要有光在，就能驅走惶恐，把心安住。即使過程中身體會感覺疲累、疼痛，但隨之而來的卻是輕鬆的、放鬆的、敞開的感受，這是因為身體的細胞正在進行新陳代謝，能量正在汰舊換新，被埋藏起來的記憶會消失或喚醒，創傷也因此獲得療癒。

有一次，我在習練陰瑜伽時，想起九歲那年的某一天，爸爸發現抽屜裡的錢不見了，可是無論我怎麼解釋，都沒有人相信我，於是，我害怕得把自己鎖進房間裡，全身發抖，不敢出來。爸爸用力撞開了房門，一拳接一拳的打在我身上。我沒有反抗，也無力反抗……

開始習練瑜伽以前，每次回想過往，我總覺得這個世界虧欠我，我埋怨童年時期的許多不愉快。習練瑜伽之後，雖然這些感受還是在，可是已經變淺、變淡，而且我知道那已是過去的事情了，不會再回來扯後腿，我依然擁有往美好人生前進的力量。同時我也發現，每當回想這些事的時候，我看待它們的角度不一樣了，我明白到——正因為童年有不快樂的際遇，才讓我生出必須活出自己的動力與念頭。過往的那些不愉快，是為了錘鍊我成為更有韌性的人，所以，後來我由衷感謝著過往的那些人事物。

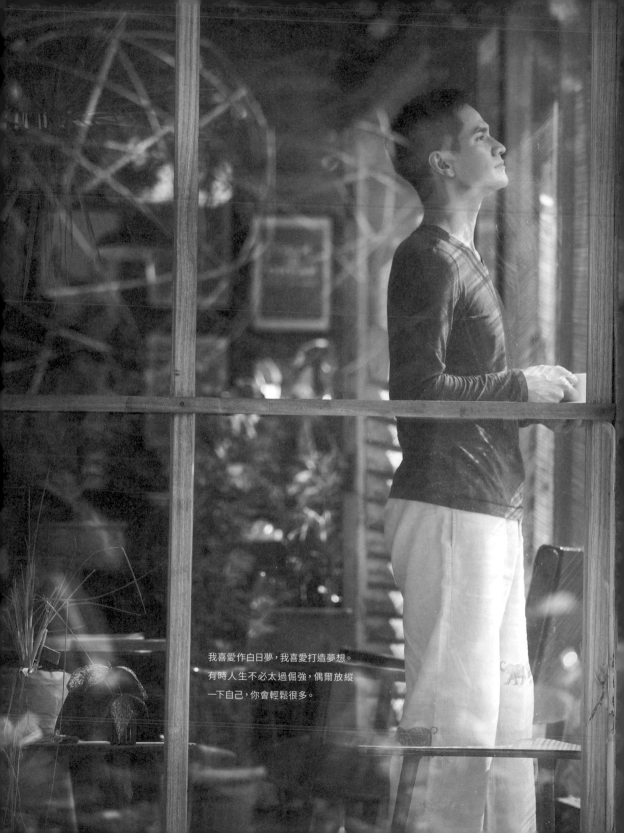

我喜愛作白日夢，我喜愛打造夢想。
有時人生不必太過倔強，偶爾放縱
一下自己，你會輕鬆很多。

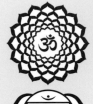

頂輪（千瓣蓮花）
頭頂｜大腦、肌肉、皮膚、松果體（腦下垂體）｜精神、靈性

眉心輪（第三眼）
眉心｜小腦、眼、鼻、耳、松果體｜洞察力、創意、直覺、透視

喉輪
喉部｜小腦、眼、鼻、耳、喉嚨、松果體｜溝通、靈感、安全感、人際關係、真實自我

心輪
胸部｜心臟、橫膈膜、肺、循環系統、胸腺｜一般的情愛、情感、自我的存在、允許

臍輪
腹部｜胃、脾、肝、胰、神經系統｜情感、自我、個性

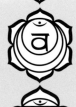

生殖輪
肚臍｜腸、腎、腰、生殖器官、內分泌系統｜感覺、性徵、喜好、舊感情

海底輪
會陰｜骨、腳、脊椎、直腸、免疫系統、生殖器官｜求生意志、生存本能、生命力、全體的基本

氣，是我們生命的基本

接著來談氣。

生命的基本，與「氣」的流通，息息相關。氣（生命能量），梵語稱之為「Prana」，字根「pra」的意思是「充滿」，是貫穿宇宙一切的能量，是為「生命之氣」（prana-vayus）。古印度傳承下來的阿育吠陀醫學認為，氣，來自太陽與陽光，存在空氣和大地之中，經呼吸吸入人體內，再由脈與脈輪流通到全身，以維持生命（氣、脈、脈輪就像網路一樣，聯繫了身體各個部位）。

氣，有命根氣、下行氣、平行氣、上行氣、遍行氣等五種不同的作用或變化，分別掌管著身體不同部位——

命根氣：在胸部，控制呼吸，吸收空氣中的生命能量。

下行氣：在下腹，控制尿液、精液和糞便的排泄。

平行氣：點燃胃火，促進消化，調和腹部臟器的機能，整合了我們人的整個肉體。

上行氣：流經咽喉，駕馭聲帶，控制空氣與食物的攝入。

遍行氣：貫穿全身，將人體從食物和呼吸中獲得的能量，輸往全身。

這裡所談的氣，類似中醫學裡面的「氣」。中醫學認為，氣，是所有生物具備的生命能量或動力，也是人體的第一道防線。氣，聚在體內保護臟腑，流散發於皮膚表層以防外邪侵入，導致疾病發生；這就是為什麼，道家常以吐納與打坐練氣功，瑜伽則以調息控制氣。

呼吸，生命的流動之源

　　經由呼吸，我們才有「氣」可用。

　　呼吸，給我們帶來出生時的第一口氣，也讓我們嚥下死時最後一口氣。

　　那年，應該是二〇〇七年，當時我是個教人唱歌的聲樂老師，我認識了一位來自香港的學生。她是在一九七五年定居馬來西亞的，她特別不愛練習呼吸法，每次課程開始時要做十五分鐘的丹田呼吸練習，她都要求不要做這些發聲、呼吸的練習。印象中，她只愛拿著麥克風唱歌，而且一唱就是兩個小時。

　　我們的年齡相差甚大，可是沒有代溝。每當遇到挫折或有什麼人生問題的時候，她都會給我意見和幫助；她鼓勵我尋找自己的夢想與快樂，要我勇敢面對自己的人生……漸漸的，我們成了莫逆。

　　她年輕時曾罹患過乳癌；我想，這應該與她的婚姻有關。她和丈夫感情不睦，為了兩個孩子她不得不忍耐。可是，忍耐無法換來快樂。時間一晃眼就過了，不和諧的婚姻、不愉快的人生持續了將近二十年，等到兒女終於長大，她才開始過自己想要的生活。我相信，生活的點點滴滴與我們的身心有著密切關係，尤其當一個人長期活在別人的期待下時，很容易會被掏空。

　　認識她的第三年，我發現她不再愛唱歌了。當時，她也鼓勵我結束瑜伽館，到印度學瑜伽。由於我是在瑜伽館裡教聲樂的，所以瑜伽館停業後，她也不唱了。從印度回來後，我發現她認識了一些常找她去賭博的朋友，也許，賭博能讓不快樂的她情緒變得亢奮吧。漸漸的，她染上了賭癮。

　　她偶爾會來上瑜伽課。我看她咳得厲害，就勸她去醫院檢查，可她不當一回

事。有一次，她咳血了，雖然用手帕掩住，終究瞞不了我。不久，她女兒來了電話：「媽媽住院了……。」我和朋友到醫院探望她時，躺在病床上的她虛弱無力，氣息微弱，又緩又艱難，不時還因呼吸不順而胸痛。這個時候，護士會立刻為她抽出肺積水，又增加嗎啡劑量減輕她的疼痛，呼吸也會比較順暢。看著她無意識的掙扎與呼吸，我頓時生出了感悟──一個人能活著，靠的就是呼吸。呼吸，完全呈現了一個人的生命狀態。我不勝唏噓，《哈達燈炬》說：「人身只要一息尚存，生命即在；息盡即命亡，故應守控氣息。」

為了多陪陪她，我稍稍調整了教課的時間。某天晚上，我接到一通催我趕往醫院的電話。去到病房，看著她緩緩嚥下最後一口氣的剎那，我知道，她的生命已走到了終點。

她的辭世，提醒了我要回到內在審視自己的生命，以及要更加關注呼吸。因為，呼吸是生命的流動之源，只有好好照顧自己的呼吸，身心靈才會順暢、流動。這正是瑜伽的習練何以如此強調呼吸的原因。如果你能夠正確的去覺知呼吸，那麼你的氣能鞘一定會是健康、完整且充滿生命力的。

生命從不停息，呼吸也是──請務必好好觀照自己的呼吸。

八支功法，教你完整做瑜伽

前面提過，瑜伽重要經典《瑜伽經》（Yoga Sutra），歸納出了一套完整的瑜伽理論體系和實踐系統，也就是八支（Eight Limbs of Yoga，或譯八肢、八步）功法，讓習練瑜伽的人，能從外在的鍛鍊達致內在的轉化，進而來到瑜伽的珍寶境界──凝神、入定、三摩地。

在古印度，瑜伽屬於古老哲學系統的一環，它不僅具有思考理論，更有實踐的方法，可以說，瑜伽是一種鍛鍊身心靈非常古老的修行方法。人們深信，透過運動身體、調控呼吸，就能控制心智和情感，從而讓個人的自我修行達到真正自由、寧靜的境界，甚至可能照見幸福的靈魂。

八支功法可分為三個層次來看：

一、外在的鍛鍊：持戒、精進

提醒我們要嚴守並時時拂拭自己的內在，明白什麼事不該做，什麼事該做。持戒，不去做危害自己與外界的事；精進，該做哪些對自己與外界有益的事。

像是，「持戒」的內涵便包括了非暴力、不說謊、不偷盜、不縱慾、不貪圖。以「非暴力」來說，要旨在於「不傷害」，不傷害自己、不傷害瑜伽墊上的習練，以及不傷害別人。

（一）不傷害自己：你必須看得起自己，知道人生的價值，不活在別人的眼皮底下，不要為了成全別人而犧牲自己。而這當然也涵蓋了善待自己，物質上的善待只能帶來短暫的快樂，內在的修練才是真正的善待自己。

（二）不傷害瑜伽墊上的習練：教授瑜伽的老師若在這一點上有更大的覺

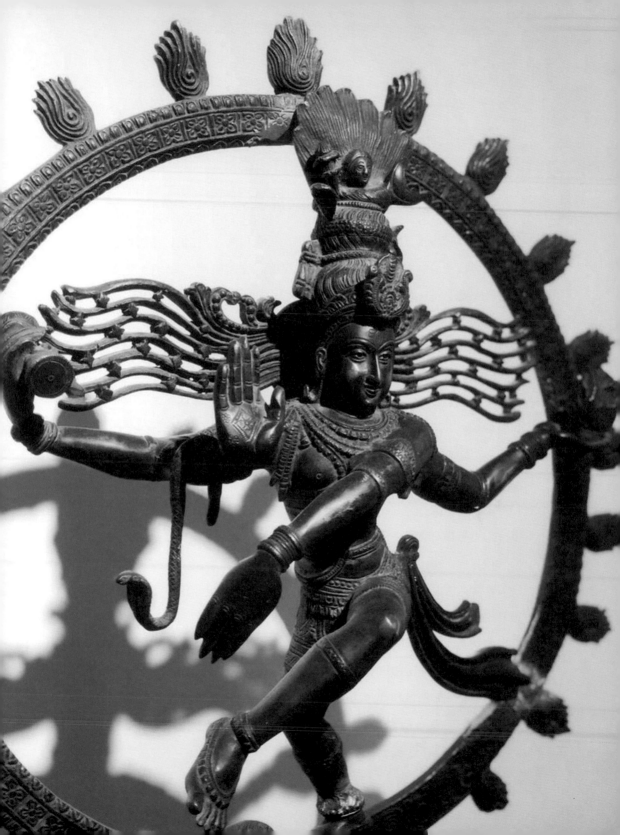

知，相信會更臻完善。在個人的部分，習練瑜伽時要與自己的身體連結，去感覺、感受自己的身體，當無法達成某些體式時，千萬不要責怪自己。在教學的部分，有人很可能會忽略學生身體上的限制，一味強調體式法角度的準確性，只會讓學生身體受傷，從此在課堂上見不到他。如果你抱持著批判和命令式的心態，來要求自己乃至學生，建議你轉化成服從式的，並在習練過程中聆聽內心，感受當下的喜悅，才能避免或降低對身體的傷害。

每個人都應該要、也應該能從瑜伽中得到快樂。「停止一切對自己的傷害，內在就會多一份慈愛去滋養身心。」這就是瑜伽的精神。 所以，我不會以學生能做出完美的體式做為我教學上的滿足感與成就，我們要做的，就是敞開心胸，用慈愛的心去解讀每個學生身體的獨特性。我們必須學會尊重、聆聽自己與他人的身體，每個人只要用心去做每一個動作，就會有屬於自己內心的感受與收穫，如此自然能滋養身心。

（三）不傷害別人：建立在不亂說話之上，去尊重每個生命。不是自己經歷過的事不說，況且眼睛所見也未必是事實。人類身上最大的武器是一張嘴，很多人往往道聽塗說著一些虛妄不實的言語。

至於「不偷盜」，不僅僅指行為上的偷取、占有他人東西，還包括無形的自我端正。比如說，瑜伽課若在早上九點鐘開始，我會請學生提早十五分鐘抵達。這一小段充裕的準備時間可不是用來聊天的，而是用來擺正自己行為的。怎麼說呢？時間若充裕，就可擺正你的心，不急不躁，心靜氣平，所有事情都能做好。日子既久，便能放緩步伐，逐漸慢活起來，也能更清楚了解當下的自己，並且更能覺知自己的每個行為動作，而不會去影響、干擾到其他人。

整體而言，持戒的概念，我想也許還可以從吃不吃素這件事來談。我必須先說明一件事，習練瑜伽，不一定要吃素。很多人都希望，這一生來到人世間的修行能夠圓滿（每個人修行方式不同）；若能有這樣的覺知，那麼就算你一直都是個葷食者，你每嘗一口肉心中也會充滿感激，甚至還會將這份覺知推及到生活中

的其他事情上，像是不會去做傷害別人身與心的事情等等。我也曾一度掙扎著是否要吃素，問自己究竟是要服從身體的需求，還是命令它服從頭腦的理性分析。從小到大，我無肉不歡，從沒想過會愛上素食，後來是到印度修習瑜伽才改變了對素食的看法。當初，我在沒有選擇的情況下開始吃素，心中仍帶著許多不滿的情緒，可到了後期便轉而以一顆感恩的心去感受每一口食物。慢慢的，我發現在持續習練瑜伽的過程中，身體自然而然會想多攝取些有益的食物，以減輕腸胃負擔。而我知道，攝取在太陽底下生長的食物，身體就會有活力；相反的，如果常吃加工食品，或吃在潮濕、陰暗環境裡生長的食物，身體就會變得懶散。況且，吃素還能讓我們的環境永續發展，也能從我們心中滋長出慈悲，我，何樂而不為？

二、內在的轉化：調身、調息、攝心

遵循第一個層次的戒律與自我修為的同時，我們還需讓身、心、靈交互影響與穿透，你會慢慢看見自己的轉變，也更能了解自己。

調身，指的是瑜伽習練的體位法。不過，調身不僅僅只是追求正確的體式，更要延伸到生活中，把身心放在正確位置上。就像前面所提早上九點鐘的瑜伽課，我會先請學生將鞋子整齊排列在教室外面；進到教室後，將隨身物品放在角落，找個位置鋪上瑜伽墊，然後安靜的坐下，閉上眼睛，讓自己的心在課程開始前先平靜下來。可是，往往會有「偷渡者」，這些遲到的人會先打電話請同學幫忙（霸）占位子；進到教室後，有人尚且不知要小心輕放，大力的把瑜伽墊扔到地上，發出聲響，干擾了正在靜心的同學。這些偷渡者不僅偷了別人的時間，也失去自我持戒的鍛鍊，更錯過了珍貴的課前靜心時光。

調息，指的是有意識的去控制自己的呼吸。不同的調息法，有特定不同的節奏、技巧等等，這能療癒人的身體健康。

至於攝心，則與我們這本書的主體「正念陰瑜伽」有關。透過覺知自己的呼

吸，透過體式在時間上稍長的停留，我們將創造出一個屬於自己的空間，然後觀看眼前所發生的一切，包括觀察自己的身體狀態、情緒及思緒，可是不去批判或試圖改變，就只是如實的觀看。

三、尋找內在的神性：凝神、入定、三摩地

若你習練瑜伽，相信會明白我們的身體就像一座廟宇，而神就在心中。當身體這座廟宇從前面兩個層次的鍛鍊發展出了穩固的根基，你就會慢慢走入心中，尋找你內在的神性，進而領悟「瑜伽是你，你就是瑜伽」。這正是瑜伽修練的終極成果，若來到了宗師的程度則往往能獲致神通力。

持戒 yama
非暴力、不說謊、不偷盜、
不縱慾、不貪圖。

三摩地 Samadhi
只剩下冥想的對象存在，
對自身的知覺則消失了。

精進 niyama
內外潔淨、滿足、克制身體與
感官、學習經典、對神順服。

入定 dhyana
知覺周流不息。

八支功法
Eight Limbs of Yoga

調身 asana
體位法。姿勢必須穩固、舒適。
控制不安，對無限進行冥想。

凝神 dharana
將意識放在一物之上，
全然的專注。

調息 pranayama
有系統的呼吸法。控制吸
氣和呼氣便是調息。

攝心 pratyahara
精神若脫離了知覺，知覺
便不會與感官混合，注意
力就可以與自己合一。

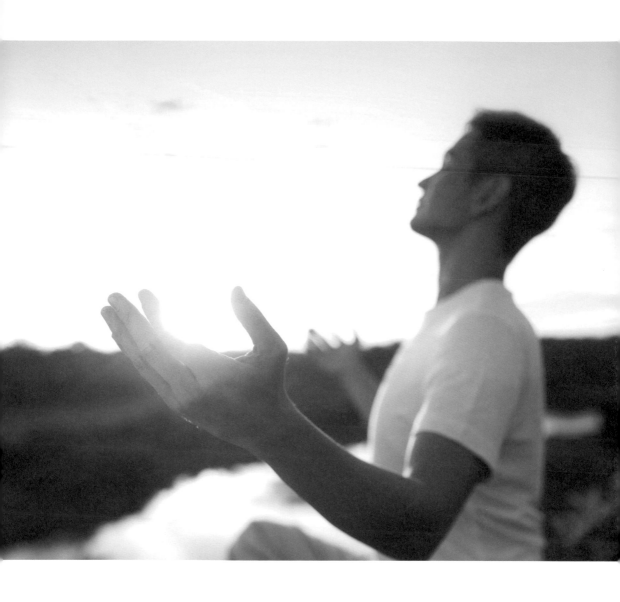

只要多愛自己一點，勇敢地走過每一個充滿挑

戰的階梯，光明將會帶給我們心靈上的自由。

我們就會遇見那個更好的自己……。

調息，是什麼？──呼吸控制法

你一定會發現，八支功法裡明明先提到的是調身（體式法），為什麼我要先講調息。並非調身不重要，而是調息非常重要，它才是瑜伽習練的序幕。

此外，我們常聽到「氣息、氣息」的說法，可見氣與息密不可分。而前面在三身五鞘中有關「氣能鞘」的介紹裡，我們了解到氣是生命的根本，那麼，息，又是什麼呢？

氣與息，雖密不可分，可呼吸與調息卻有很大的不同。呼吸是基礎，讓人們在進行調息前有更好的準備，也可以說是調息的一部分。習練瑜伽時，配合著調息，能讓我們改變、轉化自己的體質，調息（Pranayama）的「prana」是指氣、生命能量；「ayama」是指延長、延展、擴大、控制，也就是有意識的去控制、延長呼吸，目的是讓體內的氣得到延展。是的，調息指的就是控制呼吸，調息是有方法的，而且有許多種（所以，調息法也稱「呼吸控制法」），對身體健康與療癒各有不同功用。

調息，是一種呼吸的藝術，能讓人擁有調控情緒的能力，由此帶來內心的穩定、專注，以及泰然自若的精神狀態。調息，更是瑜伽習練的精髓，它能讓練瑜伽這件事，從單純身體層面的鍛鍊來到內心的拓展，是身心寧靜的橋梁。

過去在印度修習瑜伽時，每天早上都會調息一個半小時，然後才冥想。剛開始，我覺得調息的時間太長了；後來才知道，調息，能夠藉著體內的氣，調整或清除腦中的雜念，之後進入冥想，能量狀態會特別穩定，且專注的時間也會比較持久。

正確調息，對練瑜伽、對身體健康好處多多

　　無論是哪一派瑜伽，呼吸都是關鍵，因此我以調息法做為瑜伽習練的序幕。習練瑜伽的目的，是要藉由呼吸的專注、身體的拉伸，使體內的氣流通，舒緩神經系統的運作，最後讓心靈也隨之平靜。可是，很多人並不知道自己平日會不自覺的憋住呼吸，以至於在練瑜伽的時候也是這樣，所以我才會特別強調，習練瑜伽的前奏，就是把呼吸慢慢調整得很自然。

　　調息法，能讓呼吸器官有意識、有節奏、強烈的運動，並讓呼吸擴張、深長與持續。它分為吸氣、屏氣、吐氣三個層次，比例是一：四：二。呼吸過程中，強調以鼻子呼吸，喉頭聲門則處在半開半閉的感覺。

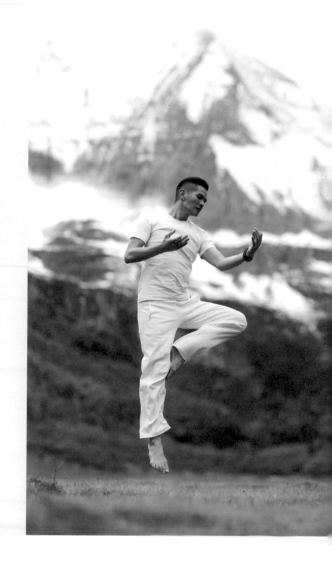

吸氣時：肋骨往外撐，讓空氣進入肺的底部，腹部慢慢膨脹，刺激你的呼吸系統。

　　屏氣時：讓氣停留在胸部，保存這股力量，把所有集中力放在此刻，讓能量分配到全身。

　　吐氣時：感覺腹部與肋骨往內收，把氣完全吐出，以達身心平衡的能量提升。

　　瑜伽調息法種類繁多，重要的有——聖光調息（Kapalbhati Pranayama）、風箱調息（Bhastrika Pranayama）、清理經絡調息（Nadi Sodhana Pranayama）、太陽式調息（Surya Bhedana Pranayama）、月亮式調息（Chandra Bhedana Pranayama）、蜂式調息（Bhramari Pranayama）、清涼調息（Sheetali / Sitkari Pranayama）⋯⋯。

　　平常，很多人會去跑步、爬山，而做這些運動的時候往往都是以胸部來呼吸。長期使用胸部呼吸，會一直吸氣，讓交感神經運作得很活絡，導致心跳加速、血壓上升、呼吸變快、體溫升高、抑制睡眠、流汗、手抖。建議，可藉由鍛鍊腹式呼吸法，協助平衡副交感神經，就像一個很容易緊張的人，可在呼吸法的引導下變得放鬆，平靜下來後才進入調息法。

　　正確的調息能增加吸入氧氣的量、淨化血液，並提升肺活量，甚至增進消化器官的運作，影響內分泌，進而消除疲勞、減輕焦慮，改善精神和面貌。習練瑜伽的人每天都會練習調息，好把大量的氧氣送到體內，這是保持身體健康的養生訣竅之一。

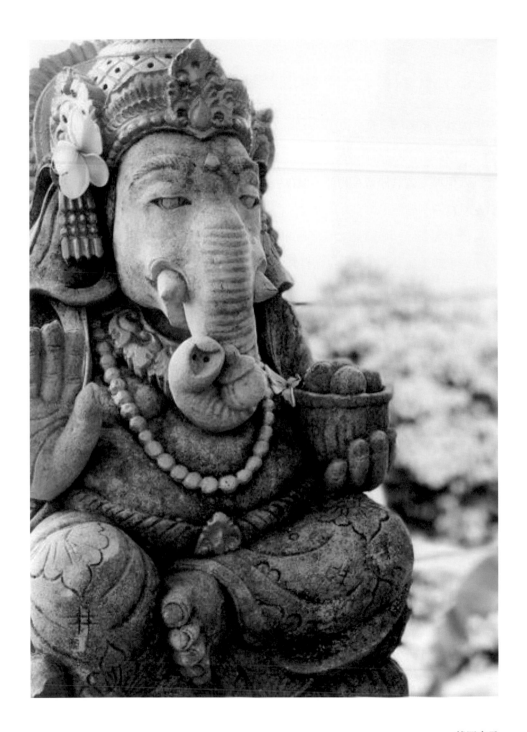

調身，是什麼？——瑜伽體式法

　　調身，指的是瑜伽體式法，也就是一般人「以為」的瑜伽。體式法的由來有二——傳說，印度教三大神之一的濕婆神，在喜馬拉雅山上的一個湖岸邊修行，歷經最嚴格的苦行、最徹底的沉思後，獲得了最深奧的知識與神奇力量，還創立了八百四十萬種瑜伽體式；據說，古印度的瑜伽修行者注意到，動物生了病，沒有經過醫治，卻能痊癒，於是仔細觀察牠們的姿態、呼吸、食物、排泄、作息……，結果發現，動物的生活皆順應著大自然，所以能啟動身體的療癒力，克服疾病。修行之人於是模仿動物並親身體驗，進而創立了一套有益身心的鍛鍊系統，也就是瑜伽體式法。瑜伽體式法流傳了好幾千年，不衰且盛，就是最好的證明。

　　整理出八支功法的《瑜伽經》也提到，調身（Asana）指的是「座」，表示姿勢必須穩固、舒適才行。冥想前、後，瑜伽修行者會做一些體式（根據動物的伸展動作構思而成），保持姿勢的舒適，好處是，藉著提升身體的柔軟度，有助身體在輕鬆穩定的狀態下進行冥想。

傳統瑜伽不疾不徐，現代瑜伽忽略修心

　　傳統瑜伽，會針對三身五鞘各個不同的能量層進行鍛鍊，像是傳統的哈達瑜伽練習過程便是有規矩的。它強調完整性，得按照步驟來，完成一個體式後才能進入另一個體式，每完成一個體式都要有「修復體式」（Visranta karaka sthiti）慢慢引導身體進入高難度的體式。我回想起，以前曾用蠻力強迫身體做「頭倒立式」，下來以後感覺全身疼痛。後來去了印度研習才發現，順應傳統瑜

伽的練習節奏，除了可以讓身體免受折騰、傷害，還能讓睡眠變得更深、更沉，再加上飲食、生活習慣的改變，以及使用調息法去除受阻塞的能量……之後，無論練習什麼樣的體式，身體總感覺輕盈，體式也能持續得比較久。

此外，練習時不面對鏡子，好將注意力收放於內在。哈達瑜伽的每個體式都與養生關係密切——後彎體式，是針對氣喘；頭倒立體式是重心回流，幫助血液循環，讓大腦清晰……。傳統瑜伽的動作很緩慢，而且也不花俏。

可是，這一百多年來，傳統瑜伽歷經了東風西漸的洗禮後，轉變成偏重身體鍛鍊、注重體式（強調準確性）、展現美感（有很多變體式，習練者的體力得夠

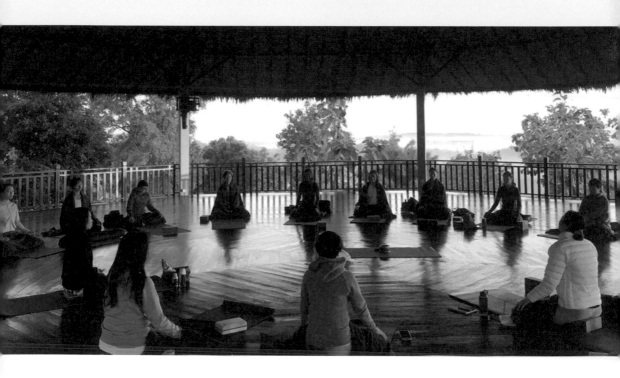

好才能將身體撐起來）的現代瑜伽樣貌……現代生活的節奏很快，人們容易對很多「快不起來」的事失去耐性，由此失去了對身體、對生活各個當下的覺知，甚至把對速度、對效率的追求也反映在瑜伽的習練上。有些學生會要求我「節省」十分鐘的調息時間，直接進入瑜伽體式的鍛鍊。可是，心若不靜，呼吸就不順，身體就會緊繃，甚至受傷。習練瑜伽必須由淺至深，好讓身體慢慢調適，才能自然而然的完成一些難度較高的體式；這一點，對瑜伽初學者來說，非常重要。

很多人對瑜伽的認知，大多停留在追求高難度體式與大汗淋漓的身體層面，以挑戰高難度的體式為滿足，可是身體的勞累與疼痛往往讓人因氣餒而放棄，不過對愛挑戰的人來說則是越戰越勇。我曾在第一章說過自己是個倔強的人，因此最初一剛開始我也很愛挑戰，對瑜伽的認知也僅止於在身體層面追求完美體式；面對拉伸的苦痛，我和很多初學者一樣，會為了維持體式而全身顫抖。我過度追求體式，力求調整，白白讓身體承受了許多壓力，不知不覺中偏離了瑜伽的本質。後來，我到印度修習瑜伽，發現上師並不特別強調體式角度的準確性。有人誤以為，傳統瑜伽就是因為不重視角度的準確性，所以身體才會受傷。事實上，瑜伽是不會讓人受傷的，會帶來受傷的是一顆傲慢的心，當你忽略了身體的聲音，強迫身體去承受它無法負荷的壓力，傷害才會發生。

追求體式完美，傷了身苦了心

後來，我學習了骨學（現代瑜伽重視科學精神，吸收了包括人體解剖學、骨學、韌帶關節學、肌學、脈管學、神經解剖學在內的醫學知識），這才了解，隨

著時代變遷、生活方式不同，人類的骨骼構造也改變了；這也解釋了，為什麼有些人無法精準的展現某些體式，原來是因為每個人的身體結構都不一樣。

所以，拉筋時，並不一定會疼痛，有些人的身體條件好，柔軟度高，拉筋時不會痛，可是不痛不表示沒有作用；有些人則因骨骼構造的關係限制了他的彎曲度，所以練習時身體會痛。唯有接受自己身體的限制，不強迫自己一定要調整出完美的體式，才能減低對身體乃至心靈的傷害。許多習練瑜伽的人，甚至都已經受傷了（腳裹著石膏）仍不明白問題何在，還在逼自己進行艱難的體式，並以此為榮……。有個學生提到，她曾經被教導，習練瑜伽時，要想掌握所有高難度的瑜伽體式，就必須先讓身體受到傷害；我聽了，心裡很難過，習練瑜伽是為了讓身心健康，而非執著於體式的完美展現。實際上，體式再簡單，只要重複做，且每次在瑜伽墊上都抱持著「無知」的心態重新學習，那麼每次的練習都會是新的開始，都會帶來全新的體驗，建議大家不妨試著去感受、享受這樣的過程。

容我再次與大家互相勉勵，習練瑜伽除了鍛鍊身體，還要修心，才能由內而外煥然一新。請記得，要觀照當下的呼吸，心越平靜，身體就會放鬆，久而久之，體式就會自然而然的擺正過來。回想起在印度時，上師把「頭倒立式」放在最後一個星期做，我們都做到了，而那是因為每個人的身心都很放鬆的關係，越放鬆就越上道，體式也能持續得越久。

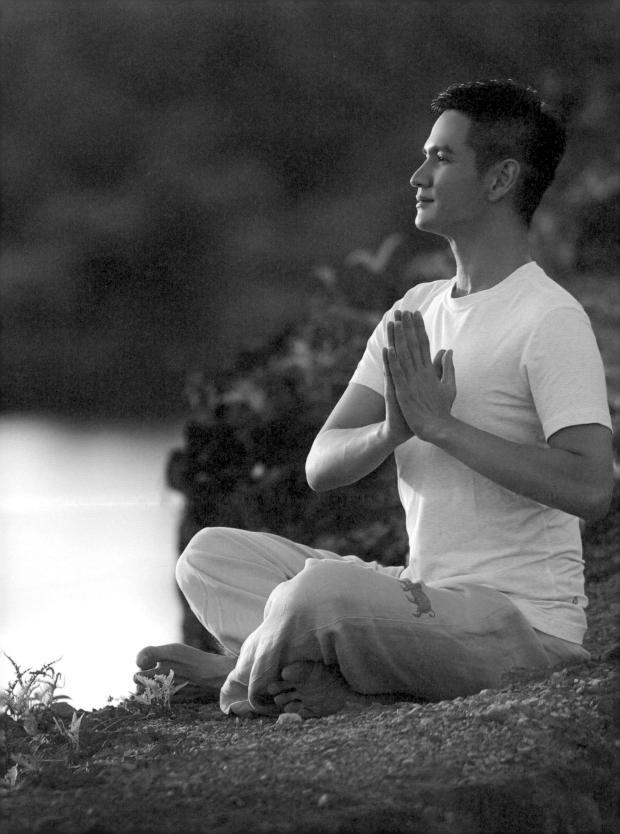

我和我的瑜伽路——
這一路，都在找回自己

　　還沒接觸瑜伽之前，我很好動，經常進行活動量大的運動。剛開始接觸瑜伽時，我和絕大部分的人一樣，為了做出精準、完美的瑜伽表演，而極力追求體式上的挑戰。儘管心態不正確，身體也弄得很痠痛，可當時還是能從中感受瑜伽帶給我的心緒安穩，晚上睡覺也睡得特別香甜。

　　傳自西方的流瑜伽（Hatha Vinyasa Flow Yoga，簡稱 Flow Yoga，或有人譯為動瑜伽），是我最早接觸的瑜伽，它是哈達瑜伽（Hatha Yoga）、阿斯坦加瑜伽（Ashtanga Yoga）的混合體，在歐美國家較為盛行，著重伸展性、力量性、柔韌性、耐力、平衡性、專注力，體式之間的銜接給人一氣呵成之感。

　　每個級別的流瑜伽都從拜日式開始，練習幾次之後再進入不同體式的練習，最後以倒立體式（Viparita sthiti）和休息術（Nidra）結束。阿斯坦加瑜伽當中，最經典、也最累人的串連體式（Vinyasa）動作，由此受到了簡化，甚至不需要做，從而節省了習練者的體力，不過，仍然比哈達瑜伽耗體力就是了。

　　不過，瑜伽體系再多，其實都源自哈達瑜伽。我參加過很多瑜伽培訓課程，發現很多瑜伽都很花俏。雖然我能完成那些體式，可心裡明白，我們之所以去做能揭示人體奧祕的瑜伽，是因為它能讓我們重新認識自己、改造自己。所以，花俏不是我所追求的。

聆聽自己的身體，每個人骨骼構造都不一樣

　　我曾到曼谷跟隨一位塞巴斯蒂安‧皮塞勒（Sebastian Pucelle）老師上課，他在課程中加入了人體解剖學，讓學生懂得解讀人體構造，進而了解瑜伽與人體

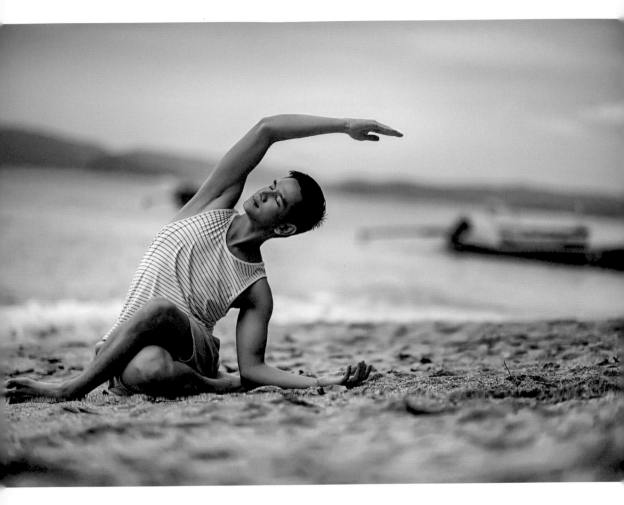

風景在途中，也在心中。內心的風景就是世界的模樣。

　　　II 在乎自己的心與身：瑜伽，不只是一個人的修行

構造息息相關──即使有人受限於自身的骨骼條件，身體仍能有彈性的跟瑜伽體式合而為一。這讓我了解到，人體的不同骨骼構造固然會影響瑜伽體式的「精準度」，卻不影響養生的效果。

習練瑜伽之所以會受傷，是因為有些瑜伽老師不熟悉人體構造，罔顧了身體發出的訊號，或是不接受身體的侷限，一味以體式精準度做為習練目標。其實，身體的侷限不代表你有瑕疵或不完美，而是每個人骨骼構造不同的關係。

聆聽自己的身體，是我上課時經常給大家的叮嚀。無法完全下彎，是因為筋膜緊繃，而強拉硬扯必然會受傷。唯有去感覺身體的感受，配合呼吸來放鬆身體，慢慢加強柔軟度與伸展，才能改善。可是，改善過程需時長短，會因每個人的生活習慣與節奏、飲食的不同，而有所不同，甚至也沒辦法保證你「總有一天能做到」。因為，有些人的骨骼天生就是這樣，柔軟度有其限制。

就像有些人的髖關節是寬的，有些人是窄的，所以股骨（Femur）沒辦法百分之百張開。像是，男生和女生的骨盆就長得不一樣，銜接盆骨和股骨頭（Caput femoris）的髖臼（Acetabulum），一個往外，一個往下，往外的雙腳可以開到很大，很容易做到「一字馬」，往下的則不。拉伸髖關節，的確可以增加它的柔軟度，可是在先天的骨骼構造下，柔軟度即使夠，

也無法完全張開雙腿展現「一字馬」。

那麼，受到身體構造限制的人還有習練瑜伽的必要嗎？

事實上，習練瑜伽的目的不是為了追求或展現完美無缺的體式法，過程才是最重要的。再者，鍛鍊瑜伽能柔軟我們的結締組織，結締組織若僵硬，做許多動作的時候就會受限制，這也正是為什麼很多人會有「五十肩」（沾黏性肩關節囊炎，Adhesive capsulitis）的原因之一。再來就是，關節之間是環環相扣的，假設髖關節不靈活，那麼膝蓋跟腳踝都會受影響。不過，在這裡我想特別說一件事——習練瑜伽，只能做為輔助療法，緩慢療癒程度較輕微的病況，加以改善或避免惡化。

習練瑜伽，讓我慢慢了解自己也享受獨處

我自己習練瑜伽多年下來，最明顯的改變是——情緒的轉化，我的性情變得和緩，生活節奏也跟著放緩。我每天都會進行兩次四十五分鐘至一小時的冥想（即靜心），這讓我變得比較能夠跟自己相處，享受一個人的獨處。不再往外追尋之後，我發現，一旦煩惱減少，內在的智慧也會油然升起。我漸漸明白，過去的自己原來一直活在命令式的狀態裡，導致自己身心一直活在別人的眼光及感受裡；而過去的我曾經很痛苦，身體很緊繃，情緒起伏不定，健康更是亮起了紅燈。

在還未接觸佛教及陰瑜伽之前，我在人生路上屢次摔跤，這一切都是因為我依賴外界眼光來肯定自己。一旦別人對我有微詞，我心情就會馬上受影響，因此為了討好別人，我會違背自己意願去做事。長久下來，內心自然難以感受到喜悅，到最後演變成身心都在受苦。現在的我，一旦內心掀起風暴，已能懷著慈愛的心去看待，不再將自己養在別人的眼皮下。

過去，我習慣性的命令自己，更有甚者，我也習慣性的命令他人。我經常帶著高傲態度對待身邊的人，以致朋友都跟我保持距離。此外，這種命令式的相處模式也讓我在感情方面吃了苦頭，幸好最終總算體會到——服從自己就是愛自

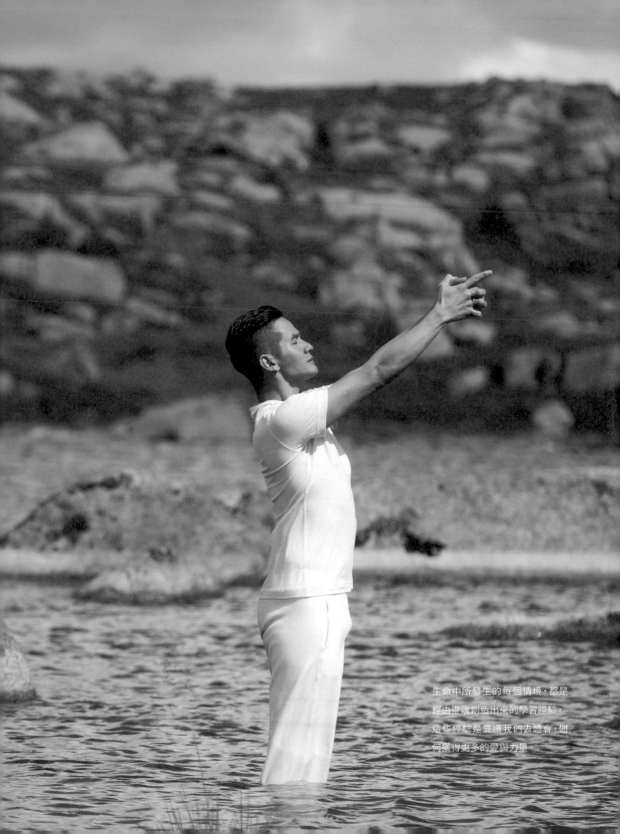

生命中所發生的每個情境，都是
經由靈魂創造出來的學習經驗，
這些經驗是要讓我們去體會，如
何獲得更多的愛與力量。

一年多前,有幸接觸 Chris Su 老師的正念陰瑜伽課後便愛上它了。正念陰瑜伽像股清流,有如喧譁鬧市中一方濡養人心的靜土。它讓我從慣性的流動式練習放慢下來,在練習中,耐心的把專注力放在一吸一呼之間,思緒開始慢慢沉澱,內在的覺知由表而生。

在每個靜態的體式裡,它讓我更能看清自己可愛的、有偏限的、不完美的內心與軀體。正念讓我懂得聆聽,也教會了我不批判自己,更愛自己。在這過程中,我不再因自己的不足而感到羞愧,反而學習自我接納與包容,並從不完美中活出了自己。

——王佳祥(新加坡)

己,當我懂得愛自己的時候,自然能以慈愛的心去對待他人。

當懂得把這深刻的體驗融入瑜伽習練跟教學之後,我開始學會感謝瑜伽讓我看清自己的過去,並面對當下的自己。我以慈愛的心去感受此刻,喜悅的迎接明天,不管過往經歷了什麼,重重的經驗都為我的生命粉刷上了精彩。

是的,放下我執的那一刻,就是勇敢面對自己,以及接受當下一切不完美的句點——臣服,就在此刻發生!

瑜伽,不是為了把我們雕塑成最好、最完美的模樣,而是為了讓我們更了解自己。後來接觸了正念陰瑜伽,我覺得自己一直在默默的成長,它讓我更了解自己、接納自己。教學旅程中,儘管歷經了許多來自自己無知與他人過失的考驗,但幸好有正念的帶領,我得以好好的正視、並完成人生的課題。

如今,我依然在學習,視了解自己、愛護自己的身與心為一輩子的功課。好好服從自己的身心,而不是命令自己成為他人眼中的自己。因此,我日漸抱著一顆豁達的心去面對人生,不去執著得不到的東西。我了解到,一切都是無常的,因此便不存在著「失去」,一切自有因緣。而當我擁有的時候,我必然好好珍惜。

陰瑜伽旅程，開始

「陰陽」的概念源自古代中國——人們觀察到自然界中各種對立的現象，例如天地、日月、晝夜、水火、冷熱、男女、上下、剛柔……，再以哲學思考方式歸納出「陰陽」這種二元論觀念，從此成為中國文化的重要成分，無論是天文、曆法、氣象、醫學、宗教、書法、建築、堪輿、占卜、武術……，乃至政治思想，都可以見到陰陽的概念。要特別說明的是，陰陽並非物質，也不是能量，而是一種邏輯理論，一種相對的概念，例如：

陰的特質：冷、夜晚、地上、扎實、女性、黑暗、靜止、隱藏、僵硬、向內，以及左脈。

陽的特質：熱、白天、天空、漂浮、男性、光明、流動、暴露、柔軟、向外，以及右脈。

不過，陰與陽並非絕對，我們身體裡所有的組織都混合了陰陽兩種特質，兩者看似對立，卻又互補、共存，陰中有陽，陽中有陰，時刻都在調整變化，相互依存轉化消長，讓彼此平衡，以回到中庸，也就是——道。

陰瑜伽、陽性瑜伽，有什麼分別？

之所以特別提到陰陽的概念，是因為我們耳熟能詳的瑜伽都是陽性的瑜伽，它強調力量的練習、表面肌肉的鍛鍊，由此展現興奮的、熾熱的、流動的、快節奏的狀態；從陰陽的角度來看，這就是陽性。

可是，「陽極必生陰，陰極必生陽；盈極必損，盛極必衰，月盈則虧，日午則偏」——物極必反，是自然界所有事物運行的規律。陰瑜伽，正是習練過陽性

瑜伽之後，物極必反的產物（當然，習練陰瑜伽時，我們的身體也會生陽發熱）。

進一步來說，如果有一種瑜伽著重於深層鍛鍊，也就是鍛鍊日常生活中很少被運動到的結締組織，由此展現靜止的、扎實的、冷卻的、緩慢的狀態，那麼它就是陰性的瑜伽（例如：修復瑜伽 Restorative Yoga）。

底下先從身體層面、內在層面（意識層、能量層、情感層），看陰瑜伽、陽性瑜伽的不同之處：

	陰瑜伽	陽性的瑜伽
身體層面	身體前側	身體後側
	身體的下半部	身體的上半部
	提升關節的靈活性	收緊和強化關節
	強調關節和體內的鍛鍊	強調肌肉和表面的鍛鍊
	筋膜、韌帶、肌腱	肌肉和血液
	塑性	彈性
	不柔軟，較少血液成分	柔軟較高，較多水分與血液成分
	三至十分鐘的伸展	幾秒鐘的保持
	停留在恰當的體式	探索拉伸度較大的限度
	靜止緩慢的	節奏興奮的
	培養內在的耐心	尋求變化、快速移動
	緩慢回彈	快速回彈
	體溫下降	體溫上升
	心率降低	心率升高
內在層面	培養靜止、內觀和穩定	運動型、流動型
	意識往內收	保持意識的警覺
	減緩腦波的震動	促進大腦的興奮度
	強調副交感神經系統	強調交感神經系統
	接納、放下	努力、激勵
	耐心、不批評	急切、激進
	慈愛	競爭
	觀察內在	外在行動
	強化經絡系統	強化心血系統
	不用力追求	強調達到目標
	內心滿足感	抱負心強

從身體面來看：骨胳、內臟屬於「陰性」；血液、肌肉屬於「陽性」。

從內在能量面來看：陰性能量跟「接受性」有關，屬於儲存、滋養、修復；陽性能量跟「擴展性」有關，屬於接納、轉化、排泄。

儘管這些說法都是相對的，可畢竟肌肉和血屬陽，結締組織屬陰，陰組織跟陽組織並無法在同一時間、或以同樣的方法去發展，兩者需相互配合才能平衡；況且，瑜伽本就強調體內的不同組織必須陰陽協調。所以才會說，陰瑜伽跟陽性瑜伽的練習各有所長，兩者互補。

陽性瑜伽，強調力量性的練習跟肌肉的鍛鍊，性質屬於快節奏、流動性。從身體層面的結締組織和肌肉來說，在陽性運動過程中，肌肉會收緊，這麼一來，結締組織會無法得到完全的延展。不信，你試著舉起右手，放鬆手指，然後用左手去拉右手的任何一根手指，你會發現，手指關節出現了被拉伸的空間；相反的，如果右手手指是在緊繃的狀態下被拉，那麼手指關節會完全被鎖住，沒有任何拉伸空間。是吧，這告訴我們，如果能在肌肉完全放鬆的情況下進行延展，結締組織就能獲得更多空間；而這種「拉伸空間」，在肌肉收緊的陽性運動鍛鍊中，是難以做到的。

就內在能量層面而言，我們每個人體內都有陰性和陽性能量，兩者得平衡才能夠疏通經絡，

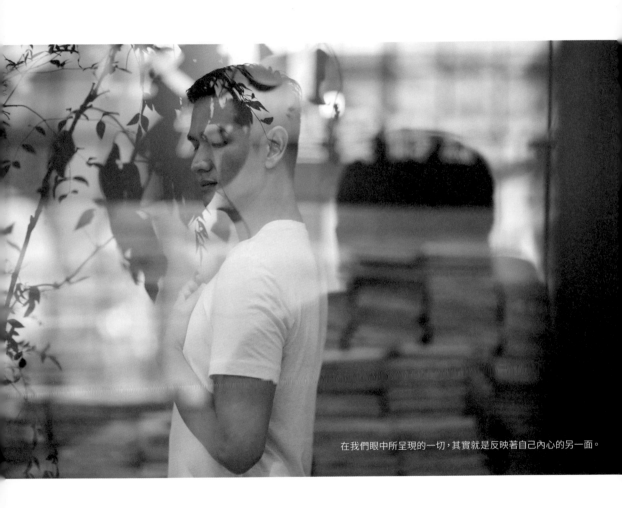

在我們眼中所呈現的一切，其實就是反映著自己內心的另一面。

滋養五臟六腑。可是，現代人生活節奏快、壓力大，導致身體僵硬、性子急躁，運動又多以跑步等陽性運動為主，而使能量大多偏向陽性……當陰性和陽性能量不平衡時，情緒疾病乃至精神疾病便可能相繼出現，疲勞、關節痛、肌肉緊繃、失眠、焦慮不安、落寞、強迫症、精神病等症狀病徵，都跟陽性能量過剩脫不了關係。

那麼，來習練陰瑜伽吧，它可以幫助我們回到陰陽平衡的狀態。但究竟，什麼是陰瑜伽（Yin Yoga）？

究竟，什麼是陰瑜伽？

陰瑜伽是由美國人保羅‧葛瑞理（Paul Grilley）所創始的，他研習瑜伽至今已近四十年。十多年前，他以道家瑜伽（Taoist Yoga）和道家哲學為基礎，又融合中醫學的經絡理論和現代醫學的人體解剖學，並且找到可以跟哈達瑜伽互補的練習方式，由此開創了陰瑜伽。

而一九八七年，當時正在研究所攻讀超個人心理學的莎拉‧鮑爾思（Sarah Powers），為探索「活出生活的意義」而接觸了瑜伽。有次練習，不小心傷到腰椎下側，造成脊骨錯位（Vertebral subluxation）；復健期間，她跟隨保羅‧葛瑞理學習陰瑜伽，讓自己沉靜下來，專注於內在的修習，傷勢這才慢慢復原，身體也變得更加舒服。可以說，她是因為在陰瑜伽當中見證了經絡理論，後來才跟保羅‧葛瑞理一起推廣陰瑜伽，將陰瑜伽系統化，讓它成為一個獨立的流派。

事實上，陰瑜伽跟哈達瑜伽很像，它融合了講究陰陽平衡的哈達瑜伽精髓（每個體式都很養生／習練時不面對鏡子，把注意力停留在體式中內觀／體式並不花俏，而且慢慢的做）與道家哲學理論，可以平衡我們內在陽性的能量，特性是：

· 扎實、穩重；

· 保持長時間的停留；

· 鎖定強調的部位；

· 放鬆所強調部位的肌肉區域；

· 保持內觀的態度（把注意力放在身體的感受、心情與思緒上）；

· 保持正念覺知的呼吸方式（安住在呼吸上，如實觀看當下發生的一切）；

· 感受反彈（指離開體式時，需停留五個呼吸，好讓身體休息）；

· 培養靜止的態度。

　　我們人體肚臍以下下半身屬陰，而陰是土元素，所有會因為地心引力而掉落在「地」的東西就屬陰；按照道家說法，地的能量是扎實的，所以陰瑜伽強調靜態、被動的地板動作，每個體式都倚著地面做，並停留三至二十分鐘不等。每個體式的停留過程中，我們會創造出一個與自己相處的空間，並透過每一次正念呼吸的引導試著讓身心處在當下。如此一來，我們將能逐漸培養出靜止的態度及內在的專注力，而這，正是習練陰瑜伽的主要核心。

　　習練陰瑜伽時，肌肉要放鬆，讓身體盡量伸展——當肌肉纖維和結締組織（包括韌帶、肌腱、筋膜）得到了被動的伸展，就會促進氣脈循環，疏通經絡，進而滋養五臟六腑；從心靈層次來說，陰瑜伽的練習可以讓我們在這些緩慢的動作中去靜心（冥想），讓自己完全沉靜下來，釋放累積在體內的壓力，並朝內在探索，培養內在沉思的能力及淨化心靈的力量。由此可見，陰瑜伽，適合每個人。

那些啟發了陰瑜伽的老師……

　　當年，將陰性體式從陽性瑜伽抽離出來的第一人，其實是陰瑜伽創始人保羅・葛瑞理跟隨了十多年的道家瑜伽老師——保羅・辛（Paul Zink）。保羅・辛發現，現代人生活節奏快速，凡事追求速度感，乃至於運動方面也是（現代瑜伽過於著重肌肉擷抗力的訓練）。

　　陰瑜伽創始人保羅・葛瑞理，則是因為受到《一個瑜伽行者的自傳》（Autobiography of a Yogi）這本書的啟發而開始學瑜伽，甚至為了學習脊骨神經醫學（Chiropractic）而進修人體解剖學；一九八二至一九九五年，他跟隨保羅・辛學習「道家瑜伽」（Taoist Yoga）；後來為了了解人體精微能量與氣脈的關係，一九九〇年，又向日籍博士本山博（Dr. Hiroshi Motoyama）學習道家氣功和中醫學經絡理論，並且做了很多相關研究；二〇〇二年，出版《瑜伽解剖學》（Anatomy for Yoga）一書。二〇〇三年，集多年研究與身體力行之大成的他，形成了個人風格的「陰瑜伽」（Yin Yoga）。

　　二〇一三年我去了曼谷，向保羅・葛瑞理老師的得意弟子塞巴斯蒂安・皮塞勒（Sebastian Pucelle）學習陰瑜伽、人體解剖學。二〇一四年再度親炙了將瑜伽重心與佛學知識連結的莎拉・鮑爾思老師；她將我帶往更深入的練習，讓身、心、靈跟呼吸產生連接，也讓我體會到陰瑜伽不只是體位法的練習，而是一種發掘內心自我的修練。同時，我也跟隨 Master Yong 學習中醫經絡學；也同樣是在這一年，我去了維也納跟隨喬什・薩默斯（Josh Summers）老師進修正念陰瑜伽課程。

陰瑜伽，以中醫原理養生

　　陰瑜伽剛開始發展時，還沒融入莎拉‧鮑爾思所強調的佛學內觀知識（Insight Yoga），重點純粹放在讓體式停留得比較久，以及從陰陽氣脈、中醫經絡理論角度來看，做陰瑜伽是如何的養生。這裡我們先來講講，陰瑜伽與氣脈、經絡的密切關係，至於體式則留待到第三章的〈現在，我們一起來習練瑜伽〉小節分享。

　　還記得我們在前面〈三身五鞘〉小節中的「氣能鞘」，提到印度瑜伽哲學中有關脈、脈輪與生命之氣的概念嗎？事實上，我們的中醫理論也不遑多讓，兩者甚至遙遙相應。

陰瑜伽可以：刺激「氣」的運行，讓生命力更強

　　氣，為什麼重要？因為連印度的瑜伽哲學也強調生命之氣（然後這所謂的生命能量會聚集在生命能量中心，也就是脈輪）。中醫學認為，氣（或稱真氣），是人體內的生命能量或動力，或者說它是我們的生命力。

　　中醫學的經絡原理認為，人的健康、壽命，與氣運行得如何，有密切關係。氣可以療癒人體，相反的，當氣「虧虛」或「過盛」時，會耗損體力，使人慢慢變得衰弱，產生疼痛與疾病。

　　這就是為什麼，中醫學和道家非常講究刺激氣的運行，以療癒人體。其養生之道在於，必須尋求內、外的平衡與和諧，「內」包括臟腑、氣、經絡、血和體液，「外」則包括天氣、季節、溫度及飲食。

　　「通則不痛，痛則不通」──若說人體的經絡是河道，那麼，氣就是在經絡河道裡流動的河水；所以，不僅河道要暢通，河水也得通暢，人體才能好好的運轉。如果氣不通，身體就會發出疼、痛、癢、痠、脹、麻、疲等訊號，甚至演變成疾病。

　　中醫學各家各派有各種養生法可疏通氣結，以改善氣的運行，如針灸（熱

療)、推拿(經絡按摩)、拔罐(吸抽療法)、
刮痧(刮療)、草藥(食療)及氣功(氣療)等。
至於陰瑜伽,則是透過有覺知的呼吸,收縮及延
伸身體的特定部位,來刺激氣的運行。

陰瑜伽可以:疏通經絡、滋養臟腑,讓身體更健康

　　除了氣血要順要通,我們也常聽到「人體全
身上下的經絡要暢通,才能滋養五臟六腑」「十二
經絡、五臟六腑」……這些中醫學老生常談,可
是卻從沒深究過,既然它是陰瑜伽很重要的養生
立論基礎,不妨來認識一下。

　　事實上,中醫學的「臟腑」跟現代醫學的「器
官」,概念不完全一樣。中醫學認為五臟六腑各

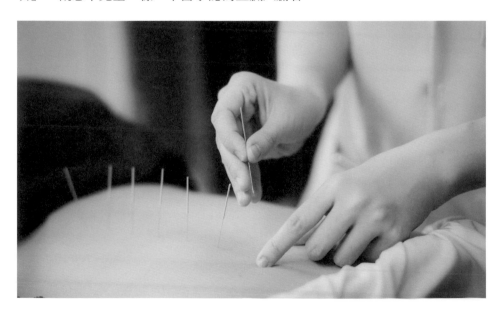

有功能、活動，並且透過經絡、氣血等等相互聯絡、協調與平衡，以維生命；現代醫學則認為，器官只是屬於軀體的結構。

五臟（肝、心、脾、肺、腎）——實質性器官，屬「陰」，主「裡」，主要功能為化生和貯藏精氣，即修復、轉換、分泌、儲存氣、血、精、津液。

六腑（膽、小腸、胃、大腸、膀胱、三焦）——空腔性器官，屬「陽」，主「表」，主要功能為受納、腐熟水穀、分清泌濁、傳化糟粕，即接納、分解、消化、吸收，以及排泄未消化的食物、尿液和糞便（是以，腑器多為袋或管狀）。

六腑與五臟，一陽一陰，互為表裡，互相配對，協力運轉人體，如：肝膽、心小腸、脾胃等。至於六腑中的「三焦」，指的是遍布在我們胸腔、腹腔皮下之間的「水道」，專門輸送氣血、津液到全身；而與三焦配對的臟器是「心包經」，中醫學認為人的心臟外頭有一層保護膜包覆著，由此得名。

五臟＋六腑＋心包經＝十二經脈。十二經脈，左右對稱的分布在我們的體表兩側，盡責的運行著氣、血，負責聯繫臟腑、溝通內外。

提到「經脈」，它就位在人體表面，沒有固定去向，縱橫交錯，遍滿全身；它的分支叫做「絡脈」，屬內，有固定路線，遍布內部臟腑、肢節。可以說，經絡，這些我們看不見的人體河道、管路，默默調控、指揮著我們的身體功能——

表皮經絡的開始：手指、腳趾；表皮經絡的結束：頭顱開竅處。

深層臟腑經絡：位於膝關節、髖關節、臀部、脊椎及肩關節處。

若想讓人體經絡正常的運行氣、血，我們就得為它提供足夠的氧氣與水分。陰瑜伽的理論是，透過體式的伸展，可以伸展結締組織，進而產生張力，讓水分回流，達到放鬆，以及刺激經絡、氣的運行。

中醫學還認為，情緒，是引發疾病的其中一個原因。

一個人如果情緒不穩定，可能會去壓抑情緒，壓抑久了，將使身體變得緊繃、僵硬，進而傷害臟器，最終導致陰陽失調、血液紊亂、經絡之氣堵塞。這部分的理論，與印度瑜伽哲學裡的「如果脈輪不活躍或封閉，代表情緒狀態的運作

經絡與情緒對應表

經絡名稱	主要負面情緒	心理反應
肝經／膽經	憤怒、嫉妒、暴怒	焦躁、挫折、諷刺、攻擊性
心經／小腸經	抑鬱、敏感	脆弱、被拋棄、孤獨、不穩定
脾經／胃經	焦慮、憂慮	恐懼未來、緊張、優柔寡斷
肺經／大腸經	悲傷	失落、哭泣、固執
腎經／膀胱經	恐懼、害怕	自我否定、絕望、沮喪、無力感
心包經／三焦經	壓力、壓抑、失去中心	自我防衛、偏執、自我攻擊

不正常；而脈輪如果阻塞，身體健康就會出狀況」，不謀而合。

事實上，情緒病，跟感冒一樣常見，而且越來越普遍。很多人表面上看來正常，卻很可能是有情緒病的。以我自己來說，從小就被教導不能在別人面前顯露任何情緒（直到現在，這依然是很多人的家庭教育），殊不知這代表我們一直都在壓抑情緒，以至於心靈和身體慢慢出現問題；這就是為什麼，坊間許多療癒疾病的方式，都以處理積壓已久的情緒為主。

是的，我們要去「處理情緒」，而不是「與情緒共處」，兩者大不相同！

現代人什麼事都要求快速，連生病都希望以速效解決，從不去思考──疾病，其實是身心發出來的訊息，需要主人靜下心來，放慢生活的腳步，好好聆聽它，並且去明瞭情緒背後的故事，然後帶著一顆覺知、慈愛的心去轉化它。的確，我們要對自己多一份慈愛，對眾生多一份慈悲，這，是人生中要修的功課。

這裡收錄《慈愛經》（The Chant of Metta）的一小部分，這部佛教經典記錄了佛陀在世時對宇宙眾生慈愛與祝福的開示，有興趣的話，可以在網路上找到巴利文版與中文版的誦唱──

《慈愛經》

Aham avero homi
願我遠離一切敵意與危險

abyâpajjho homi
願我遠離一切心理的痛苦

Anîgha homi
願我遠離一切身體的痛苦

sukhî attânam pariharâmi
願我身心皆得安樂

Mama mâtâpîtu acariyâ ca ñâtîmittâ ca sabrahma cârino ca
願我的父母、導師、親人、朋友,以及同修

avera hontu
願眾生都能遠離一切敵意與危險

abyâpajjha hontu
願眾生都能遠離一切心理的痛苦

anîghâ hontu
願眾生都能遠離一切身體的痛苦

sukhî attânam pariharantu
願他們都能身心安樂

陰瑜伽可以：鍛鍊關節讓你下半身有力

　　陽性瑜伽跟陰瑜伽的不同之處在於，陽性瑜伽的練習比較著重在肌肉組織的鍛鍊；陰瑜伽則著重於鍛鍊下半身，強調四肢內側、靈活關節（Joint 或 Articulatio）、放鬆肌肉（屬於被動性拉伸），以及結締組織（Connective tissue）。因此為了讓關節更健康靈活，陰瑜伽大部分體式都以放鬆脊椎、開肩及開髖為主，好讓關節的深層組織得到充分滋潤和滋養。

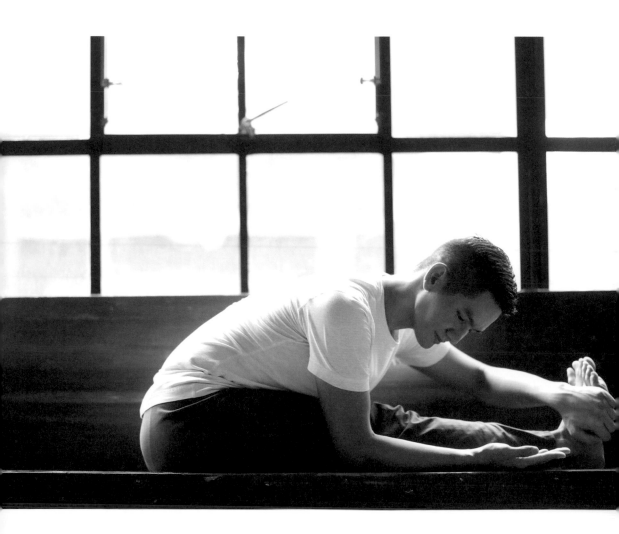

關節，是連結骨與骨的結締組織，結締組織裡頭還包覆了關節軟骨（articular cartilage）、關節囊（articular capsule）、韌帶、肌腱、筋膜等等。但為什麼有必要鍛鍊關節？理由有四──防止萎縮、預防退化、減少僵硬、提升水分與血液。畢竟這個地方的血液循環較少，水分也較少，而藉著陰瑜伽每個體式停留三到五分鐘的這段時間，可以讓我們在地心引力和本身重量的幫忙下，打開並滋潤關節。原理是，當我們鎖定關鍵部位進行局部鍛鍊時，能讓關節的一側在受到壓縮時，另一側則產生張力，如此透過壓縮與張力的鍛鍊，可以刺激它周圍的結締組織，讓結締組織裡的水分回流，防止關節老化及功能退化。關節之間是環環相扣的，假設髖關節不靈活，那麼膝蓋跟腳踝都會受影響。不過，在這裡我想特別說一件事──做陰瑜伽，無法治療已經形成的疾病，只能做為輔助療法，改善或避免惡化。

而根據中醫學的經絡原理，不健康的氣叫做「濁氣」，濁氣會隱藏在關節裡，隨著年久月深，便可能導致關節疼痛，如出現風濕等等。此外，臟腑的經絡運行時也會產生很多濁氣，體內濁氣如果不除就會污染血液，也會使身體上火。陰瑜伽的體式正好能壓縮關節，清理濁氣，刺激氣脈運行，這跟針灸的效果雷同。

陰瑜伽創始人保羅‧葛瑞理老師說，人們在陽性的動態練習中需要保護關節，而關節在靜態練習中卻是安全的，確有其道理。

陰瑜伽可以：鍛鍊結締組織、筋膜，讓你年輕，顧你大腦

為人處世要保持某種程度的柔軟，人體也不例外，而影響我們關節柔軟度的正是肌肉、骨骼和結締組織。其中，以肌肉組織較有彈性，屬於陽性組織；骨骼是最僵硬的，屬於陰性組織；結締組織則介於兩者之間，它可以被拉伸及壓縮，只是有其限度。

陽性的運動通常是針對肌肉群，讓關節處在一個穩定的姿態，再去鍛鍊身體以免關節受傷。可除了肌肉，我們不能忘了結締組織，它也是需要鍛鍊的，我們

得藉由「適當的」壓縮與張力，來維持關節周圍結締組織的靈活。

　　肌肉組織跟結締組織的鍛鍊方式不一樣，肌肉組織有彈性、水分及血液循環較多，結締組織則比較僵硬、少有水分流動。在做陰瑜伽體式鍛鍊的過程中，必須帶著覺知去觀察自己身體的感受，以靜止的態度緩緩的練習，因為要是超過極限就會受傷，造成永久性的傷害。

　　陰瑜伽還有調節筋膜的功能。

　　筋膜（Fascia），意思是「綁在一起的，長長、細細的帶子」，它覆蓋了我們全身的臟腑器官、肌肉、骨骼、神經、血管與淋巴，且彼此相連，被視為身體裡軟組織的「支架」；筋膜可分為四種——

　　淺筋膜：位在皮膚表皮層，是脂肪和水分主要儲存的所在。如果水分不夠，會產生暗瘡、黑斑、皺紋；水分若飽滿，皮膚自然有光澤。年紀越大，水分越少，筋膜若收縮，皮膚就越乾癟。

　　深筋膜：位在肌肉和骨骼裡，當我們伸展肢體時，這類筋膜可以穩定住肌肉組織以維持姿勢。

　　腦膜：位在中樞神經系統筋膜層，主要包裹大腦神經和保護脊髓。

　　內臟筋膜：人體內部可說被一張很大的筋膜組織網所包覆，它保護著臟器，好讓臟器懸浮在固定的位置。

　　根據現代醫學理論，筋膜有它固定的去向，例如人體背後的筋膜，就是從腳底往上直達眼睛，這跟中醫學的膀胱經不謀而合。此外，現代人常有的肩頸僵硬、腰部痠痛，都跟筋膜緊繃有關。無論是現代醫學的「筋膜」，還是中醫學的「經絡」，都好比身體裡的河道，只是筋膜裡流動的是水分，而經絡流動的是氣，雖各有說法，但內涵是一致的。因此，鍛鍊筋膜可讓裡頭的液體流暢，這跟中醫所說「經絡的氣血要通」，是一樣的道理。筋膜功能若有障礙，就會失去彈性，變得僵硬，從而鬆懈，導致器官下垂。

　　幸好，筋膜這張大網是很有張力的，筋膜的走向和密度會隨人體動作而改

變。藉由力量的拉伸，筋膜一放鬆，水分就回流，中醫的推拿、針灸、艾灸、拔罐都有助筋膜放鬆。只是，我們平常無病無痛，不太可能去找中醫師調理身體，所以我們可以做陰瑜伽，讓體式來鍛鍊身體特定部位，同樣藉著拉伸與壓縮，帶來放鬆效果。

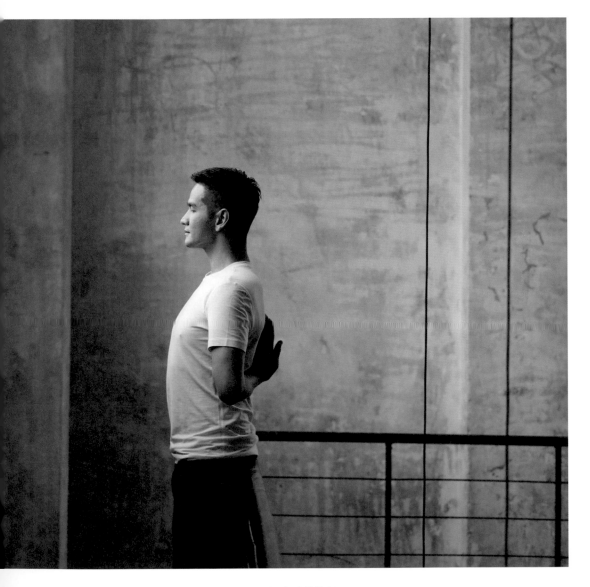

陰瑜伽，習練要點

　　首先，習練陰瑜伽有個重要提醒——不要把陽性瑜伽的鍛鍊方式帶進來。陰瑜伽的體式，都不是很花俏的「重量級」動作，比較難的反倒是要在每個體式中停留得久一點，好讓關節裡的結締組織與筋膜得到深層鍛鍊、滋養。

　　做陰瑜伽，主要可以鍛鍊我們關節裡那僵硬的、水分及血液回流不多的結締組織；體式有助打開關節，讓裡頭的滑液充分分泌，為身體的活動創造空間，並預防老化。一個人的關節若老化了，滑液就會分泌得少，也會讓我們在陰瑜伽體式的伸展與壓縮之下，引發疼痛或發出「咯咯」聲響。不過，練習過程中雖然會痛，卻有助肌肉放鬆，讓我們緊張的身體不再緊繃，所以做完以後全身會有舒展開來的愉悅感。

　　其次，習練陰瑜伽有兩大重點——放鬆、內觀。

放鬆，一點都不簡單

　　先講放鬆與呼吸之間的扶持關係。

　　人只要一感受到壓力，身體就會繃緊。要放鬆，得從呼吸入手，因為規律的呼吸可以鬆弛大腦、神經，放鬆緊繃的肌肉，將身體的緊張感排出。在習練陰瑜伽的過程中，呼吸如果不順暢，身體就會變得緊繃，進而出現臉部僵硬、呼吸急促、冒冷汗等反應。身體一旦不舒服、甚至產生疼痛，心情就會急躁、焦慮、緊張，此時若越強迫自己放鬆，反而越加劇身心的各種不適。不妨臣服於身心當下的感受，去感覺它，反倒能慢慢放鬆下來。

　　是以，正確的瑜伽練習（無論是不是陰瑜伽），需從呼吸練習開始，因為呼

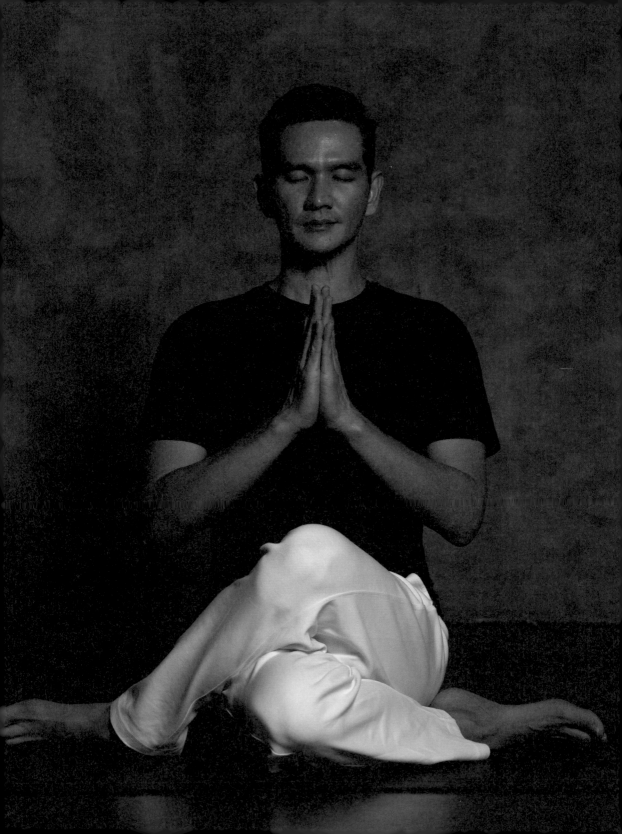

吸是人的生理本能，是無意識的自然律動。當小嬰兒恬靜的躺在床上時，可從觀察他的呼吸發現腹部會自然膨脹，這就是「腹式呼吸」。可是，人在成長過程中往往體驗了各式各樣的驚嚇、恐懼等生存的威脅，導致呼吸逐漸變得急促、短淺，再加上經年累月處於陽性的生活節奏中，長久下來便改成以胸腔呼吸（以肺的上半部來呼吸）。可是，如果一味停留在以胸腔呼吸，將造成胸部和肩部肌肉緊張、脊柱僵硬、大腦供氧不足，繼而出現頭暈、頭痛等不良現象；這就是為什麼，在瑜伽的練習裡，如果能安住在呼吸上，將能有效促進血液循環。

以我自己為例，自從接觸陰瑜伽後，我發現自己在情緒上有很大的改變，身體也變得更柔軟。相對來說，情緒暴躁的人，肌肉就會緊繃，導致肌肉缺氧，因此我在上課時會觀察學生的身體反應，好判斷他的情緒與感受，然後加以調整。如果發現學生閉上眼睛後，呼吸仍顯得短淺、急促，我會請他站起來，然後眼睛繼續閉著，再透過配合著動作的靜心呼吸，引導他慢慢進入靜態，目的是為了讓他從緊張不安之中找到寄託。

為什麼會這樣呢？因為大腦控制著肉體層，人一旦感到壓力，大腦就會緊繃，導致氧氣無法輸送到大腦而缺氧，而最快接收到壓力訊號的正是我們的背部。人的精神如果長期以來都很緊張，就會影響血液循環，整個背部也會很僵硬，甚至導致高血壓。習練瑜伽時，如果感到緊張和壓力，將導致身體受傷，這就是為什麼我要引導學生調整呼吸，舒緩他緊繃精神的原因。

再來講放鬆與體式之間的溫柔關係。

想要放鬆，還有一件很重要的事——放棄掌控。我在曼谷上塞巴斯蒂安·皮塞勒老師的課時，他在課程中加入了人體解剖學，這使我明白即使先天骨骼構造有所限制，每個人的身體仍能有彈性的將瑜伽體式與自己合而為一，關鍵在於——放鬆，不要以蠻力強迫身體完成，而要適當的收緊力道；如果以蠻力硬撐，就會影響、打亂呼吸的節奏，讓呼吸變得急促、短淺，如此一來，身體便又進入了緊繃狀態。

我也記得向我的陰瑜伽啓蒙老師莎拉・鮑爾思學習時，在課堂上她常不厭其煩的重申：「每個體式做到百分之八十就已足夠，剩下的百分之二十交給地心引力，因為體式停留的時間長，身體自然而然會往下沉。」這些話讓我體會到，要完成體式，不能靠蠻力強迫為之。如果我們能溫柔的對待身體，身體就會順應自然，放棄掌控的執念，我們的瑜伽修習道路也將更寬廣、長久。

花三分鐘，好好的呼吸

莎拉・鮑爾思老師還說：「假如你在做體式的那三到五分鐘裡，感覺不到放鬆、自在，又或者實在難以安住於當下的覺知，那我們就錯失了當下的價值與意義。」這些話想強調的是，陰瑜伽的體式之所以停留得比較久，純粹是為了讓我們專注於呼吸，靜觀自己內在發生的一切感受、情緒與思緒。當我們能全然的用心專注，放鬆、平靜下來，身心的滋養將油然而生。

以下有個簡單的練習，可幫助我們訓練自己在維持體式的同時，還可穩定思緒，將散漫的心靜下來。這短短三分鐘的練習，能讓你盡可能去靜觀自己身體與心靈的連結，並且如實、不帶批判的接納自己當下分分秒秒的經驗——

一、從鼻子吸氣（空氣能量）後，用整個肺去呼吸，然後它就會在肺泡中交換能量，接著你再悠長的吐納出去。

二、當進入陰瑜伽體式後，慢慢閉上眼睛，放鬆脊椎，不僵硬，然後開始覺察呼吸。

三、盡可能自然的去呼吸就行，別試著操控它，只是單純的靜觀呼吸，領受呼吸時湧上的各種感覺。

四、這個與自己身體、呼吸同在的狀態，請你試試看，安靜的維持三分鐘就好。

在整個練習的過程中，對於內心浮現的各種情緒，不要去拒絕、排斥或壓抑它，只需要靜靜的投入在呼吸裡，用你的內在去覺察；這些，全是療癒的過程。

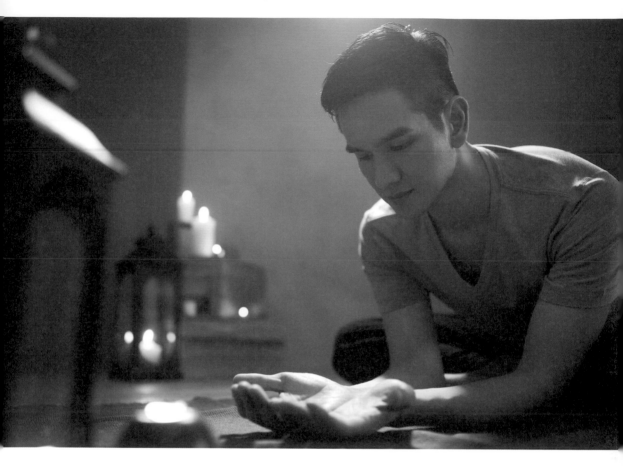

而且，千萬別小看「投入在呼吸裡」這個過程，它能喚醒你的身體，促進血液循環，將能量送到身體各部位，還能溫和的按摩胸部、腹部內的器官，增強它們的功能，同時將肺底的廢氣排出，讓身心充分放鬆。

　　我個人認為，習練瑜伽最珍貴的是，雖看不到，卻可以用心感受。呼吸是動態的，不是靜態的，節奏應如流水般通暢，只是很多人的呼吸卻如流水遇上河中的石頭，卡住了。觀察自己的呼吸，能讓你覺知身體哪裡卡住了；帶著覺知去呼吸，能搬掉你身體與內在的石頭，讓呼吸變得順暢。在瑜伽的習練中，身體雖被體位法固定住，但內在是流動的，因為呼吸是動態的，它在你的內在流動。

內觀，有覺知的呼吸帶你如實「看自己」

當呼吸平靜下來後，我會引導學生開始「掃描」自己的身體，去覺知身體的各種感受，並將這份覺知延伸到「做自己」上面——根據瑜伽的精神，我們不需要成為別人，甚至也沒有必要努力扮演別人的角色（適合別人的，不一定適合自己，也不見得是自己需要的）。所以，清楚知道自己是誰，對自己有信心，才是活出自己的關鍵。

由於陰瑜伽主要是想鍛鍊我們的關節、結締組織和筋膜，在體式停留的那幾分鐘裡，雖會感到疼痛，卻也能讓我們藉此找回對自己身體的關注，去感受它、理解它。每個人的生活方式都不同，身體狀況也不同，所以在練習中得學會聆聽身體，以免身心處在緊繃狀態，反倒失衡；更重要的是，在習練體式時一定要保持覺知與洞察力。

如果能在習練中，培養出「內觀」的態度（安住在呼吸上，如實的、不批判的去靜觀身體處在體式中的種種感受，以及內心湧現出的種種情緒與思緒），然後試著學習「要珍惜自己所擁有的一切」這件事……慢慢的，你將變得更了解自己，處在任何情況與變化之下，也能漸漸的安住自己的心，於內在的一方寧靜之中傾聽自己的聲音。

習練了陰瑜伽以後，我感到自己更懂得聆聽身體，覺知著呼吸與情緒。而當我將正念（Mindfulness）融入陰瑜伽之後，在體式停留的過程中甚至更能感受到自己的氣息，並且以專注的力量安定住自己的身心，好進入佛教「止禪」（Samatha / tranquillity Meditation）的練習，這同時也是進入瑜伽八支功法中第七支「入定」的練習。

是的，是愛自己的時刻了；

只要把心靜下來，在一呼一吸之間，

尋找安然平衡的自己……

漸漸的，就會聽到內心幸福的呢喃

接納自己的全部：
屬於你我的正念陰瑜伽

CHAPTER III

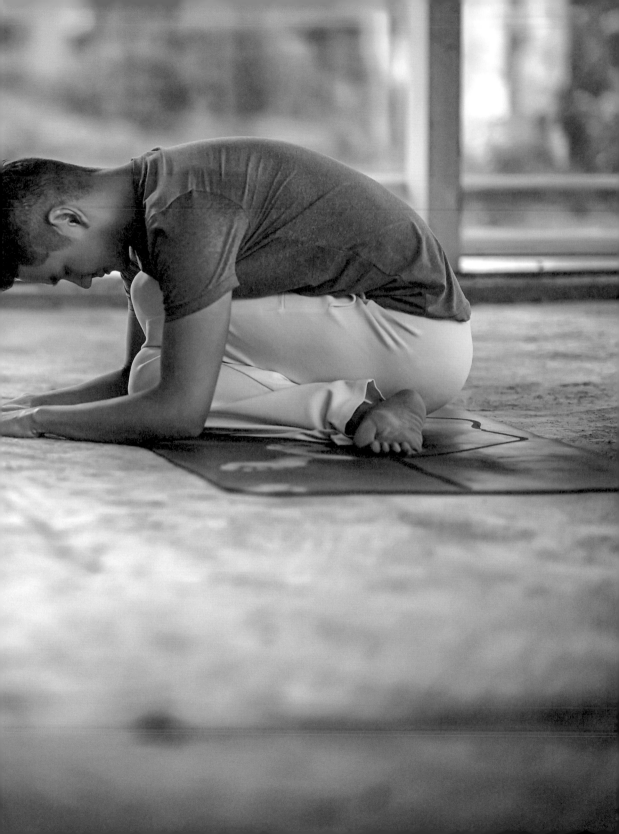

正念是什麼，為什麼重要？

在正念路上，找回生命本質

在談正念陰瑜伽之前，我想先跟大家分享我的意外正念之路。

三十歲那年，在一個偶然的機遇下，我展開了一段一見鍾情的愛情。許多人總想著自己的愛情故事會朝童話故事結局發展，以為公主和王子必然從此過著幸福快樂的日子。殊不知，再甜美的日子也會因彼此個性與成長背景不同而產生摩擦。當時，我們看似樂於為彼此奉獻，可我心裡卻覺得——我為她付出了一切，所以她「應該」服從我的命令，這是她該給予我的回饋。

這段感情打從扣上枷鎖以後就逐漸開始變調，我們再也不能在愛情裡呼吸到自由的空氣。在無法承受壓力的情況下，她提議分手。我沒辦法接受這樣的結局，乾脆假裝聽不見，並且在暗自逃避的同時，急於尋找彌補感情裂縫的方法。只是，任憑我怎麼努力，也改變不了分手的結果。

失戀後，我每個晚上以淚洗面，內心充滿怨恨與不甘的負面情緒，還陷入了自欺欺人的想像裡，幻想她和我分手的原因可能是為了不想傷害我，以及她偶爾回覆訊息給我的時候，我便抱著一絲幻想以為還有復合的機會。事實上，她正在一步步退後，我則被自己的情緒給控制了。可是，儘管不願接受分手，我也沒有因此變得快樂些，反倒越來越痛苦。我日夜顛倒的生活著，白天無心工作，而當夜闌人靜，內心浮現真實的聲音時，我便感到緊張、恐慌，於是以淚洗面，不斷打電話找人訴苦。有一次，朋友在電話那頭說：「這些事情，你昨天才跟我聊過。」當時我愣住了，我竟然完全沒有印象，也沒察覺到自己每天都在重複說些一樣的怨言……就這樣，我如行屍走肉般，白天工作，夜裡沉浸在情傷裡，幾乎

難以成眠。

有一天，我在臉書上認識了一位看見我內心痛苦的朋友，素昧平生的他傳來訊息，問：「你好嗎？」（人在很失意的時候，不管誰跟你談天，你都會很歡迎）於是我們每天晚上從十點通電話到深夜時分，我反覆訴說著痛苦，而他總是很有耐心的聆聽、開導我。聽他說話有助入睡，因為那時我的心只想著「此時此刻想要舒服，想要睡得著覺」。不過，有時候他說了我不愛聽的話，我也會毫不客氣的反駁，甚至掛他電話。「你根本沒有為對方付出，你的給予是有目的、有慾望的。你是因為想從別人身上得到你要的東西，所以才這麼做。」聽了這些話，我不但不去反思，還幾乎要跟他絕交。可他依然以慈愛回應我，不離不棄的安慰我那因受傷而異常脆弱的心。「人一生的修行都是為了找自己，人的旅程就是往內心深處朝聖的遠行。」他的話語，總能帶給我啟發。就這樣，在他慈愛的陪伴下，我體悟到了痛苦帶給我的「意義」，臉上終於再次露出了笑容。

我要感謝這位朋友——心審法師。謝謝他，以佛教「身、受、心、法」這所謂的「四念處」正念修行方法來引導我，讓我得以安住自己，逐漸朝自己內在的陰暗面注入光和愛，帶著覺知去感受自己，從而敞開心扉看待一切的發生，這才走出了感情創傷。後來想想，他那些讓我能夠舒

服成眠的開導話語，都跟正念（如實的活在當下）有關；這一點啟發了我，因此日後我在課堂上教學時，從不講些「不要執著」一類的高深引導詞，而是從個人在日常生活中的感受出發，這樣才能離大家更近一點，更有同理心一點。

接觸心審法師後，我重新回到了靜心練習。「我們無時無刻都在靜心之中，只要你需要，它一直都在那裡。」這位出家人正是我瑜伽修行路上的再生父母，是他引領了我接觸宗教教義，了解到每件人、事、物都是為了協助我圓滿生命功課而來到我身邊的——

在愛情路上我曾是隻迷途羔羊，我迷失自己，看不清自己；

當我看清自己，那團迷霧自然而然散去；

那些協助我圓滿生命功課的人，

有的留下，有的彷彿一轉身就再也遇不著對方。

這些年，我嘗試了解自己、了解世界，

我學會珍惜生命中的每個人，

我明瞭到，外面的世界就是內在的小宇宙；

無論任何人、事或物來到我的跟前，都是緣聚緣散的過程，

無論這些人、事或物給我的生命留下什麼，

好的、壞的……，我都感恩他們成就了如今的自己。

種種的發生與存在皆讓此刻我的心變得柔軟，

心柔軟了，對人就多一份慈愛！

心中有愛，才有分享愛的力量！

教我正念的老師：莎拉‧鮑爾思、喬什‧薩默斯

在學習正念的路上，除了心審法師，還有兩個人對我影響深遠。

一是莎拉‧鮑爾思（Sarah Powers）老師。

前面提過，莎拉‧鮑爾思老師曾經跟陰瑜伽創始人保羅‧葛瑞理（Paul

Grilley）老師，一起推廣陰瑜伽，讓它變得系統化。事實上，在二〇一四年向莎拉・鮑爾思老師學習「內觀瑜伽」（Insight Yoga）之前，我就已與她，或說與陰瑜伽結下了緣分。

在收掉三家瑜伽館之前，那時經營事業的壓力很大，為了喘口氣，有一次我去了曼谷旅行。我旅行的方式向來是替自己找一些主題來上課，上些從從容容的進修課，這麼一來，下課後就能優雅而有閒情的到當地晃晃，到處看看。那時，我選擇了莎拉・鮑爾思老師的陰瑜伽師資培訓課；只是，說實話，當下我對陰瑜伽並沒有什麼感覺，畢竟那時我只是個開瑜伽館的生意人（笑）。時隔三四年，到了二〇一三年，已真正走在瑜伽習練、教學道路上的我，再度去上了莎拉・鮑爾思老師的課，向她學習「內觀瑜伽」。原來，在與保羅・葛瑞理老師一起推廣陰瑜伽的同時，她仍廣泛閱讀著中醫學及道家、佛家書籍，由此接觸了內觀禪修（Vipassanā mediation），從而開創「結合傳統瑜伽、中醫學經絡原理，以及佛教禪修觀念」的——內觀瑜伽。

內觀（Vipassanā），有「毗缽舍那、毗婆舍那、毗婆奢」這幾種音譯，意思是「如實的觀察」，是印度最古老的修行方法之一。對佛學研究得非常鞭辟入裡的莎拉・鮑爾思老師提到——

西方人，發展出正念療法

一九七〇年代，正念被引進西方，並受到心理學界的關注。西方心理學家、醫學家將正念的概念與方法從佛教抽了出來，進而發展出多種心理療法。一九七九年，喬・卡巴金（Jon Kabat-Zinn）在美國的麻州大學醫學中心推出「正念減壓療法」（Mindfulness-Based Stress Reduction），這是正念首次成為治療學；之後，全球有數以百計的醫學中心、醫院和診所，以這種治療法降低病患的疼痛與壓力。

正念在臨床上的應用已經從紓壓擴展到心理治療，而且被證實是有效的工具，成為當代心理治療中最重要的概念與技術之一，除了正念減壓療法，還有辯證行為療法（DBT）、接納與承諾療法（ACT）、正念認知療法（MBCT）等著名心理療法，用以協助病患處理憂鬱、焦慮和強迫症等精神疾病。

依照奧地利心理學家佛洛伊德（Sigmund Freud）的「冰山理論」，意識，只占了人全部的三分之一，剩下的三分之二都是無意識與潛意識，而精神官能症（即思覺失調證）正是由那三分之二引起的。你的覺察能力有多高，對自己的了解就有多深；精神分析學派（Psychoanalytic School）正是以發掘、探討潛意識做為心理治療方式，協助當事人擺脫潛意識與無意識的控制，即便它們仍然存在，也不會危害自身與他人。

內觀，是一種過程，一種透過觀察自己，以淨化身心的過程；然而要怎麼觀察呢，方法是，藉著觀察自己自然而然的呼吸，提升當下專注力，待覺知漸漸變得敏銳，便開始觀察自己身體與內在的各種變化；最終境界是，得以明瞭「正見」（指「無常」〔沒有什麼事情是恆常不變的〕、「苦」、「無我」〔我，不過是構成這個世界、這個宇宙的一個小元素〕這普遍性的身心實相），而在佛學之中，正念，是建立在正見的基礎之上的。

是的，內觀正是以佛教的「身、受、心、法」這「四念處」做為理論支撐——

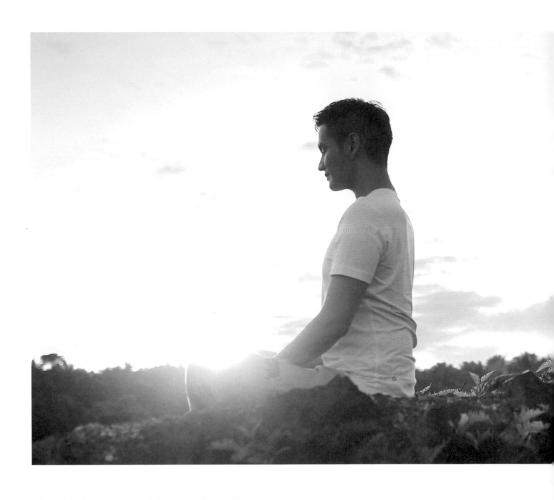

身，指的是身體在靜心當下的各種感受，包括可能的痠痛或癢麻等等；請不要忽視它們，這是身體跟我們溝通的方式。

　　受，指的是情緒方面的感受，我們會有好情緒，也會有壞情緒，請試著與好壞情緒共處，尤其不要去評斷或責難自己內心壞情緒的產生。

　　心，除了心情上的變化，我們腦袋裡的思緒也會影響當下的我們。同樣的，我們必須學著慈愛的對待自己，不要去評斷或責難任何從內在浮現的情緒與思緒，只需要如實觀看著它們的存在與變化，如此而已。

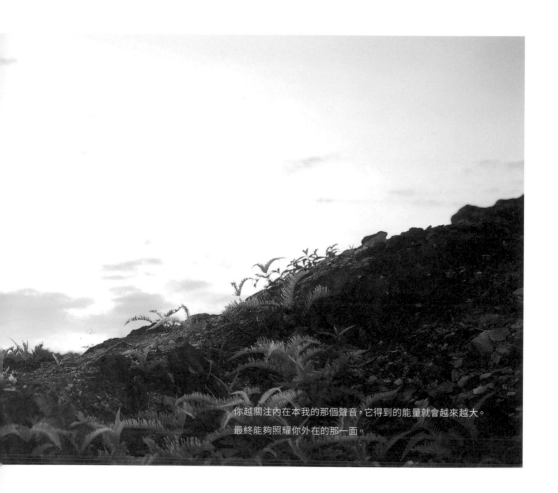

你越關注內在本我的那個聲音，它得到的能量就會越來越大。
最終能夠照耀你外在的那一面。

法，當我們明白、經歷了身體、情緒與思緒的不斷流變之後，也許能夠來到一個觀看自己、觀看萬物皆空的境界。無論是自己小我的生命，或是世界上一切的存在，全都是宇宙的一環，生命樣態一直在恆常的流逝與變化著，於是讓我們得以看見人生的真相──生命無常，唯有當下。

　　如果我們能學習從以上四個面向，逐漸培養持續、穩固的覺知能力，也就更能從實際的人生去體驗到，所謂的「自我」不外是──「色、受、想、行、識」這「五蘊」所組成的現象，這麼一來，我們的心就有可能逐漸停止「貪、瞋、痴」這所有痛苦的根源。

　　也正是在莎拉‧鮑爾思老師的帶領下，我得以更進一步的讓身、心、靈與呼吸相連接，我體會到了──陰瑜伽不只是身體上的鍛鍊而已，更是朝向內在自我的修練。

　　同樣也是在二〇一四年這一年，我去了喬什‧薩默斯（Josh Summers）老師在維也納開辦的正念陰瑜伽課程進修，這一次我獲得了執照，也希望能讓自己的正念陰瑜伽教學更扎實。喬什‧薩默斯老師曾經是位出家人，後來還了俗，也成了家。他同樣以佛學來教導正念陰瑜伽，只是跟當初引導我走出情傷的心審法師不太一樣的是，法師總是藉由言談讓我自己覺悟，也就是佛教所說的「開示」；而喬什‧薩默斯老師畢竟是洋人，當他解說痛苦的來源時，會準備教案，並以圖表分析，然後提供解決的程式……這種方式能讓許多從理性角度理解、分析事情的人，更易看到「實證」。

正念就是──回歸內在，活在當下

　　很多人望文生義，以為正念（Mindfulness）指的是「正面思考」，其實不然。正念，是要我們──把心回歸內在，專注在當下；放下執著，以接受、無所求且好奇的態度，覺察當下。不管是正念，或說內觀、了了分明，關鍵都在「有意識的覺察」，把注意力放在「正在做的事情上」；簡單來說，就是──「活在當下」。

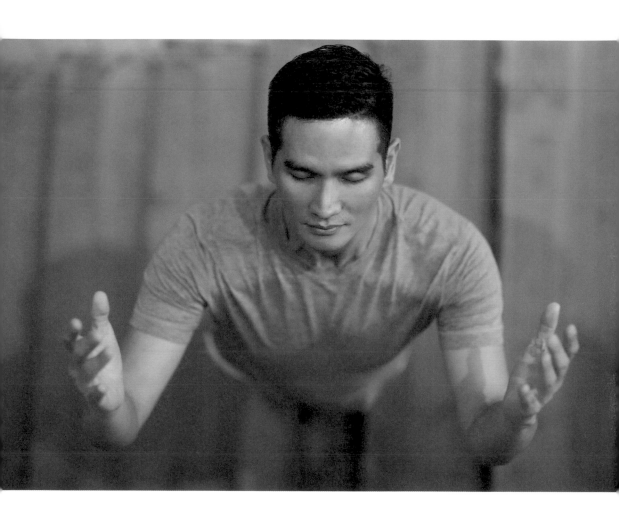

記得時刻都要返回內在，並用心去感受它，你就會發覺其實它一直都在，不曾離開。

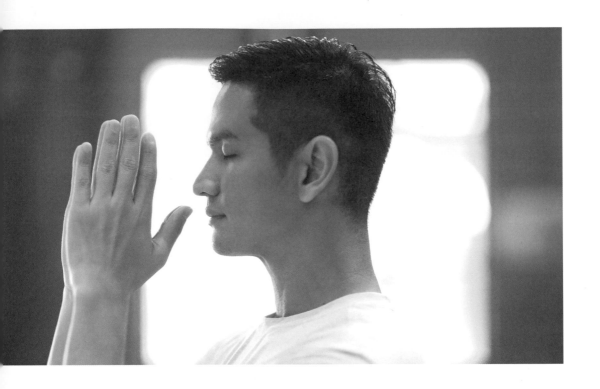

　　正念，最初來自佛教的「八正道」，而八正道是佛教修行方式，強調有意識、不帶評斷的覺察當下。那麼正念究竟是什麼？它是指，修行者將注意力放在某個對象上，專注的觀察它，以止見去修行，就是「止念」。止念在亞洲被廣泛傳授，特別是東南亞；不過，由於地區和文化的不同，正念在傳承中逐漸演化為正念禪、禪、大手印等形式，只有「覺知」這項本質是一致的。

　　這麼說好了，許多人經常在日常生活中一心二用，甚至根本沒察覺自己其實難以專注在當下。的確，我們的心會任意攀緣，出現惱怒、貪愛、憂愁、報復、自憐等心念，甚至還會強化，導致痛苦；一旦升起執著的心，就可能會奮不顧身的追求，即便後來不喜歡、不需要了，也不願放手。為什麼會這樣呢？原因是，在追求的過程中，我們因「害怕得不到」而產生深切的焦慮，然後陷入了負面的情緒循環，久而久之，便被這種感覺制約。若想減少執著，讓自我執念引發出的

焦慮、壓力回歸平靜，我們可從正念開始。

　　正念，得在當下體現才行。當事件或狀況發生時，無論內在燃起了何種情緒、感受，不妨試著放下自我執著，抱持敞開的心胸去認識、並接受當下的狀態。過程中，僅僅只是去了解它，不帶評斷的觀看它，如其所是的輕輕接觸它，接著便是轉念，藉著轉念去轉化看待事件的方式。

　　而在日常生活中，我們也要學著盡可能專注於當下，體會當下，無論是呼吸、某種情感，乃至於像「吃東西」這麼簡單的行為，都要全神貫注的享受當下，這，就是正念的練習，它能讓一個人逐漸找回寧靜的自我，新的生命視角也將自然而然悄悄的打開。

正念練習，有七大概念

　　正念就是——如實的活在當下。前面說了這麼多「什麼叫做正念」，可是聽起來好高深，對嗎？底下由淺到深歸納了七個重要概念，可以讓你在做正念練習時，當作自我提醒——

一、不去評斷 Non-judging

　　第一個正念練習是，透過專注，來觀察自身。在處理某件事時，秉持客觀心態，不添加個人想法與意見，並且不扭曲事理。

　　多年前，我接受過一個正念練習——把一根粉紅色的橡膠圈套在左手，如果發現自己在處理事情時加入了個人想法或評斷，就把它換到另一隻手去。我覺得這個方法非常管用。當我們開始學習專注於自己的內心狀態，就會發覺自己原來總在評斷各種各樣的經驗，或喜歡為每件事貼上標籤。例如，當我說這個人「很好」，是因為這個人讓我感到愉快；相反的，如果我抱怨這個人「不好」，是因為我對他的感覺不好；這些，都是我們因為習慣性為每件事貼上標籤。

　　不妨每天撥出一段時間來練習「不去評斷」。先放下「喜歡」和「不喜歡」，

內心一旦有了想批評的念頭，也不要馬上責備或阻止自己，只需要如實的覺知當下正在發生的一切，就好。單純的觀察心中所浮現的一切，然後繼續全心全意的覺知呼吸。

二、培養耐心 Patience

培養耐心，是一種內在智慧的形式。當我們透過正念來滋養身心時，必須保持耐心和堅持，因為一旦失去耐心就會出現緊張、焦慮、害怕等情緒，最後仍毫無所獲。有位上師曾這麼形容——耐心，就像蝴蝶自由自在的飛著，但在它破繭而出之前，必須先經過蛹化和羽化的過程，才能蛻變成美麗的花蝴蝶；蛻變的過程沒有捷徑，要想迎接更美好的未來，就要對生命有耐心。

我以前性子急躁，目前偶爾還是會這樣。面臨突發狀況時，我會不自覺的感到事情變得糟糕了，由此心跳加速、呼吸加促，情緒隨之動盪不安，而如果一直被情緒掌控而不自知，就會演變成傷害。後來，我下定決心練習，要與自我同在。首先從接納的練習開始，不管一切好或不好的事情發生，都不要過於緊張或評斷，先讓注意力回到呼吸上，感受身體與存在著的強烈情緒，在內心默默告訴自己要給予耐心，好好的處理事情，畢竟，隧道盡頭一定有光。

三、保持初心 Beginner's mind

初心，是面對任何人、事、物，都應保持簡單的想法。在練習靜心的過程中，這個步驟也挺重要的，不管是練習身體掃描、正念陰瑜伽或靜心，都必須以一顆初心來進行，不要讓過去的經驗來影響當下；也就是說，不要讓過去的經驗來綑綁現在的自己。

許多人在靜心或習練瑜伽時，會希望每一次都是圓滿的，結果一旦不如人意就若有所失。初心這個概念，能提醒瑜伽習練者——這是個全新的開始，保持初心，結果才會圓滿。

四、信任 Trust

在練習正念的過程中，不可或缺「信任自己」與「信任自身感覺」這樣的態度，這是基本智慧。許多人會抹煞自己內心最真實的感受；可是，在習練陰瑜伽時，一旦意識到身體的拉伸及壓縮到了某個極限時，應該要信任並尊重身體的感覺，這樣才不會讓身體在超過負荷的情況下受傷。練習這一點的關鍵在於，學習聆聽、並信任自己。

五、不用力追求 Non-striving

我們做每件事都有目的，都是為了得到某些福祉或利益而做。然而，在正念練習中，這種有所為而為的態度可能會帶來阻礙，因為在正念中，我們必須不帶任何目的來練習。練習正念時，許多人都希望可以快速達到如期效果，更有趣的是，許多人在正念中追求某種自我喜愛的感覺。但，靜心是無為的、非行動的，除了做回自己，靜心沒有別的目標。

正念靜心所要求的是，純然專注在當下所發生的一切。如果當下是緊張的，就單純的專注於緊張；如果是痛苦的，就專注在痛苦。我們毋須改變它，只要純粹的在覺察中，保持不用力追求的態度。

六、接納 Acceptance

不管結果是什麼，唯有以開放的態度去接納，這樣就足夠。要想改變事情的結果，必須先學會接納自己，給予自己慈悲，以及帶有智慧的選擇。

接納，不代表必須喜歡，或是以消極態度、甚至放棄了原則與價值觀，看待自己感到不舒服的事。接納，是指我們願意看到人、事、物的真實樣貌，無論生活中發生了什麼事，都以清澈、明亮的心眼去看待這個發生，不讓自己的眼睛因內在的恐懼、評斷和慾望而蒙上迷霧。

關於這一點的正念練習，是要培養接納之心，接受自己真實的樣貌，並全然

的與這個真實樣貌共存。

七、放下 Letting go

古印度有一種抓猴子的方法——在椰子裡挖個洞，洞的尺寸剛好可以讓猴子的手伸進去；洞的另外一頭鑽兩個小孔，目的是把椰子綁在樹上。接著，在椰子裡放入一根香蕉。當猴子將手伸進椰子裡準備取香蕉時，手會被卡住。猴子若想脫離窘境，唯一的辦法是鬆開抓住香蕉的手，若不願失去手裡的香蕉，就只能被繼續束縛。

這樣的進退兩難，也反映了人失去自由的困境。在正念練習中，培養放下的態度，是很重要的。當我們開始專注於內在的念頭，就不難覺察內在的想法會控制我們的念頭、感覺或狀態。例如，如果我們的念頭是愉快的，就會生出慾望，試著延長這股愉悅感，甚至一次又一次呼喚讓自己感到愉快的這種體驗；相反的，如果念頭是痛苦而令人恐懼的，我們會盡一切可能閃躲、推開。在靜心練習中，無論面對任何體驗都要學會放下，試著讓它來去自如，時時刻刻保持著如實的觀察。

放下，指的是接納事情本來的樣貌，即「實相」，當觀察到心正在抓著或推開某些東西時，要有意識的提醒自己放下這些行為。一如在生活中，當我們內心有想做的事卻一直不敢行動，總是以「年紀大了」、「等錢賺夠了」、「晚一點再說」種種藉口拖延時，請試著看見自己的畏懼、質疑與批判，然後放下、並停止所有畏懼、質疑與批判，再次提醒自己回到初心，保持初心。

正念＋陰瑜伽，又是什麼？

　　我本身是個虔誠的佛教徒（學、修北傳佛教多年），並在歷經了心審法師藉著談話對我感情方面的開導，莎拉‧鮑爾思老師以深厚佛學知識傳授內觀瑜伽，以及喬什‧薩默斯老師用科學方式解釋形而上的佛學概念之後，試圖在陰瑜伽裡放入我個人所融會貫通的這一切……接著，我發現自己能從放鬆的喜悅之中，得到身心靈的療癒，甚至還發現了一件很寶貴的事——正念無處不有，無所不在。

　　「陰」就是往內探尋，所以陰瑜伽本身就有內觀之意；而培養往內的覺知也是正念的其中一個關鍵，只有探索了外在世界對內在有何影響，才能把心回歸當下。因此，習練陰瑜伽除了能讓身體得到鍛鍊，還能同時培養我們對內在的覺知。在體式停留的那三至五分鐘裡，我們的身體會因拉伸而疼、痛、麻，甚至引起一些情緒波動；「正念」加上「陰瑜伽」，就是要讓我們在這幾分鐘的時間裡，如實的體驗身與心所透露出的細微變化。

　　在這幾分鐘裡，我會引導學生把注意力鎖定在特定部位上。像是鍛鍊髖關節時，得閉上眼睛，觀想這個部位，感覺它帶給身體的情緒與感受。可為了轉移停留在體式裡的痛苦與沉悶，我會以「正念呼吸法」把大家的專注力集中在呼吸上，藉著一吸一呼，轉化身體上的疼痛感。

　　陰瑜伽，是一種進入長時間（動輒一個小時）靜坐冥想的練習準備（先從每個陰瑜伽體式停留三到五分鐘開始適應起），讓人處於靜態之中而能維持內在的專注力。而採用正念方式配合陰瑜伽的習練，可以讓學生在習練完畢後坐在瑜伽磚上冥想，給身體帶來深度放鬆，呼吸自然會變得順暢，能量也能回到中心點，這麼一來特別容易進入入定的狀態。

如果能讓正念（如實的活在當下）形成生活習慣，人生也會受益。我以前脾氣很暴躁，事情發生時總會先被情緒主導，然後衝動行事。後來培養了正念的態度，如今事情發生時，我總能先安住自己的心，後退一步，觀照自己的情緒反應。當心靜下來了，我發現自己能從別人的情緒中抽離出來，變得更有覺知，不再那麼輕易給人、事、物貼標籤，而是盡可能站在別人的角度，去思考、了解他的言行舉止，進而試著去理解事情。現在，當衝突發生時，我已經比較能夠用彼此都舒服的方式提出解決方案。

靜心，觀照自己的身體

在現代化生活中，我們總是感到緊張，鮮少有機會能全然而深度地放鬆，這是因為我們一直過著近乎陽性的生活──行程滿檔、生活節奏快得不得了；工作與家庭生活壓力都大；一天二十四小時裡，很多時候腦袋都在思考、分析、記憶、計畫、反應、創造著什麼，身體則在各地奔忙與移動著，這一切都讓人全身上下無處不僵硬，導致我們的性子變得很急。

長期處於偏陽性的心性模式，最容易導致自律神經失調（交感、副交感神經失調），也就是陰陽失調。長期處在上緊發條的壓力下，會讓身心像過熱的機器，最終帶來失眠、腸胃失調、免疫功能下降等健康警訊。

如果你的生活總是很忙，一旦空閒下來又會找一堆事填滿空隙，如此這般無止盡的消耗，會讓你陷入「以多彩多姿生活目標、計畫，來逃避內在空虛」的惡性循環，最終犧牲的將是你透支的健康。

我們可以這麼看一個人的健康情況──「疾」通「急」，很多疾病因著急而生。短暫的著急，會上火，生小病；而習慣性的、長期的著急，會生大病。忙者，心亡也，讓人急得把心都累死了！

唯有當慢下來或停下來的時候，身體和頭腦裡原本快速工作的細胞才可能真正的慢下來──它們在長期快速的跳動下偏離了正常位置，唯有慢下來、直到靜

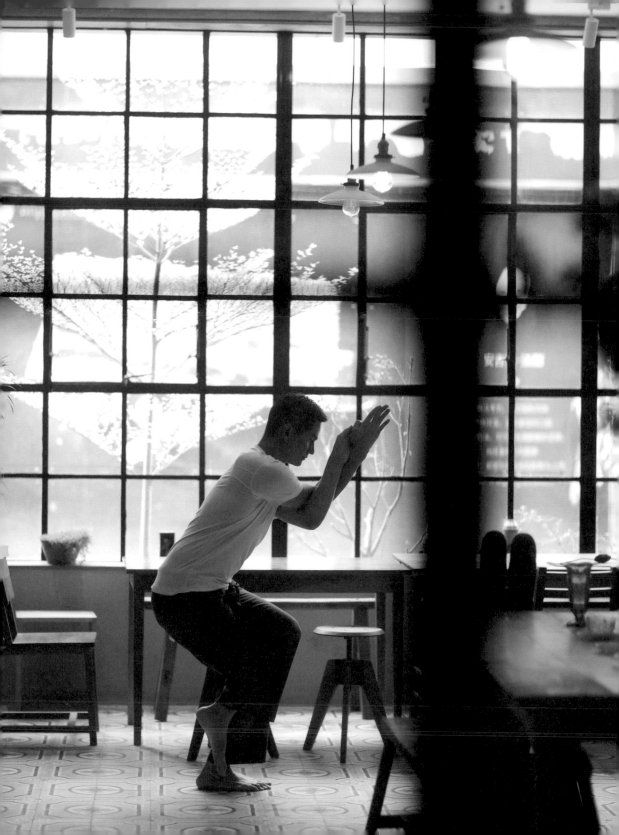

止時，才能慢慢回到本來該在的位置。

正念陰瑜伽，讓你整個人靜止下來

建議你，每天的生活再繁忙、勞碌，還是要給自己一小段優質的時間和一個精緻的小空間，讓靈魂得到適當的療癒。正念的練習需要時間來鍛鍊，有些人會特地挪出時間練習，從專注呼吸到觀思緒，最終，觀「無念」。我個人則認為，可以讓正念融入生活裡，像是行走、烹飪、吃飯、洗碗、洗澡或聽音樂等任何時刻，都盡量抱持正念之心，讓它像呼吸般自然存在。

而唯有心無雜念的專注在當下，身心才會維持輕鬆。怎麼說呢？這種安靜的、冥想式的、不去進行頭腦理性反應的狀態，能讓你的心安住在緩、慢、深、細的呼吸中，減少心的波動與作為；它的精神在於──臣服，學習放手，允許事情自然而然發生。最終，便能領著我們在生命的每個當下，以不操控的心性模式，有效進入深度放鬆。

這就是為什麼，此時此刻你需要以正念陰瑜伽的「無為、不控制」，來放鬆肌肉和結締組織。透過在體式中長達近五分鐘的靜止，能讓我們的身體、神經系統慢下來，保持在靜止、安靜、內省、覺察的狀態──無為，只是存在，就好。

是的，習練正念陰瑜伽，是為了讓我們去感受當下，用心關注此刻的氣息，我們呼吸的節奏自然會帶領身體去感受每一個變化，讓人自然而然回到最簡單的狀態，然後真正的活在當下每一刻。

正念呼吸法，幫助你把心靜下來

一呼一吸稱為「息」，而正念呼吸法其實就是觀呼吸，或說觀心、觀息，它可說是「靜心」的初步技巧。簡單來說，靜心，就是透過觀察自己的呼吸，來平衡內心的情緒；此外，「息」也可以說是由「自己的心」組成，去觀看它，就代表如實的去觀看自己內心的狀態。至於，「觀」這個字，代表你透過幾分鐘時間的停留，創造出一個能夠觀看自己呼吸的空間，然後嘗試不去評斷或改變它，僅僅只是去觀看而已。

人在面對挑戰和壓力時，腎上腺素的分泌會增加，導致心跳加速、呼吸加劇、肌肉繃緊、腰痠背痛、消化系統失調、疲累……種種反應都在使人處於備戰狀態。而這更是我們在任何時候都要觀照自己呼吸的原因。

呼吸是調節閥，人的呼吸跟思維有關，仔細觀察自己的呼吸狀態，讓呼吸逐漸放緩，只消幾分鐘，你就能改善自己的呼吸品質。這個時候，呼吸會變得比較輕、平靜且和諧，心也會開始平靜下來，這是因為——心的空間變大了。所以，在習練瑜伽時，如果你沒辦法完成某些體式，不妨透過呼吸讓大腦放鬆下來，之後整個神經系統自然會跟著放鬆；先放鬆，後鍛鍊，身體和精神都不會有壓力。

每天花一兩分鐘，練習呼吸

千萬別小看呼吸的力量，好好觀看你的呼吸，還能培養出內在的覺知之心。那麼，該怎麼進行？練習法有正式、非正式兩種。

一、正式的練習：每天習慣性為自己保留一段觀照內心的時間。建議，可替自己安排一段固定的時間、地方，然後挺直身體、膝蓋或脊椎（如果坐姿不適，

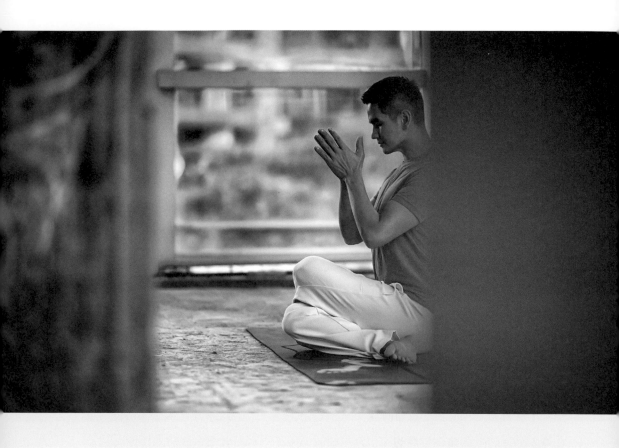

可坐在椅子上練習）。剛開始也許一分鐘，明天兩分鐘，都沒有關係，慢慢的，你會發覺，只要專注力提升了，呼吸自然而然會放鬆下來，回到自然的頻率。

我們稱這種正式的練習為「觀心法」（帶著一顆快樂的心練習。靜心，是要去感受自己的心是快樂的、寬闊的、輕鬆的）與「觀息法」（把你的心，也就是專注力，放在氣息上，無論呼吸是深或淺，順暢或緊張，都只是去觀看它，不試著去改變它）。

在課堂上靜心時，我也會用這種方式讓學生去觀呼吸。課程第一天，大家還

不太適應，做五分鐘就好。五分鐘後，大家睜開眼睛，我看見每個人的眼球都是發亮的，好像睡得很飽滿、很放鬆的感覺，我這做老師的感受得到。每次問大家有什麼感覺，學生往往形容不出，可我能從眼球看出每個人確實都是放鬆的。

二、非正式的練習：在日常生活中進行。做任何事都要專注你的身心和呼吸，一次做一件事就好，以提升內在專注力——吃飯時吃飯，行走時行走，睡覺時睡覺，有話就說，沒話就不說。

如今，社會的節奏非常快速，科技也越來越進步，任何事都講求速度與效率，許多人一直依賴科技與外界接觸，卻忘記了與自己相處。等到身心出了狀況，便去尋找快速解決的方法，甚至在不知不覺中患了上癮症，如賭博、酗酒、抽菸、性行為、購物、暴飲暴食、網路成癮等等來麻醉自己，以求得暫時的放鬆效果。

可是，我們卻很少造訪自己的內心，以及靜靜的梳理過往。

「你有多久沒跟自己相處了？」每次，我在課堂上問這個問題，絕大部分學生都保持靜默，或回答「沒有時間」、「太忙了」、「有很多事要處理」。每個人每天擁有的時間都是一樣的，一天二十四小時當中除了睡覺，我們大部分的時間都在跟外界接觸——日復一日，終將導致身心疲憊。

事實上，任何時間、地點都適合做呼吸、靜心的練習。你要做的就是相信自己，閉上眼睛，如實的感受呼吸、感受身體。是的，就是這麼簡單。漸漸的，你會發現生活步調逐漸慢了下來，內心不再慌亂，處理事情也變得更有效率；甚至，身體上的病痛和情緒都會獲得改善。

只要每天給自己幾分鐘的時間，如實的去觀看呼吸，靜心就不難。

現在，我們一起來習練瑜伽

一、先泡壺茶

開始做瑜伽體式之前，我們得先把自己準備好。首先，第一步，就是先把心靜下來。靜心的主要目的，是要把我們平常很繁忙的節奏、很亂的一顆心，穩定、沉澱下來，回到一個很基本、很自然、很舒服的狀態。

現代人的生活充滿各種焦慮和壓力，為了喘一口氣，很多人開始去找尋可以讓身心平靜的鍛鍊方式；就我個人來說，我認為靜心對我的幫助很大。現在常聽到的「正念呼吸法」、「轉念」這些，其實指的都是靜心。甚至，不見得要等到做瑜伽的時候才能靜心，在日常生活中，只要感覺自己的某種情緒上來了，也可以做；靜心練習，能將我們的情緒緩下來，慢下來，不再那麼執著於某個點上。

如果能每天定時做這樣的靜心練習，那更好，我們的內在就會日漸受到滋養，漸漸的擁有一顆穩定、平穩的心。就我個人來說，我還會搭配喝茶來靜心；靜心之前，我會先泡一壺茶，喝了之後，讓那種暖的、熱肚的茶湯進到身體裡，然後我再閉上眼睛，慢慢進入那個狀態。我喝茶的方式有一點傳統（或說老派），我會使用茶具來喝，因為泡茶、喝茶、洗茶杯等等這些過程，其實都是一種靜心的準備，可以讓我培養一個專注的點。這也是所謂的「茶禪」，等於幫助我們培養一種內在的專注力，我平時都是以這種方式練習。

每個人每天的時間安排都不同，我呢，會在下午的時候找一小段時間，靜下來，不說話，不看手機，不見任何人，就是很簡單的——泡茶。品茶過後，就開始靜心，通常只需要五或十分鐘的時間。再睜開眼睛時，整個人會煥然一新，感覺自己好像睡了好幾個小時的飽覺醒來一樣，所以說，靜心能夠提神，還能清空

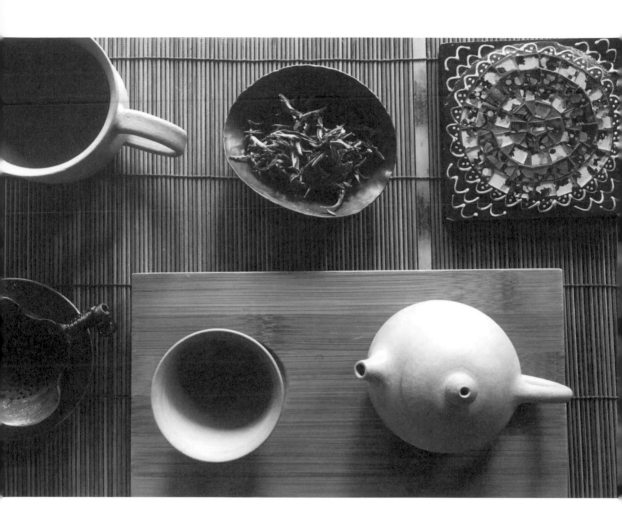

與茶安靜的對話，然後如它們一般歡喜存在。

我們的雜念。

　　至於喝什麼茶好呢？當然不拘。我個人很愛白茶，它有抗氧、殺菌的功能，不像綠茶那麼寒，也不像大紅袍那麼熱，它是比較溫和的茶。尤其像我生長在馬來西亞這樣的熱帶國家，我覺得它對我來說非常有效果，所以我獨愛這個白茶，很推薦。

二、開始靜心

　　靜心，是一種準備，一種進入陰瑜伽體式的準備，畢竟陰瑜伽的每個體式都會停留三到五分鐘，藉著把心靜下來，觀看自己的呼吸，有助培養我們內在的專注力以及放鬆大腦，接下來會較有助於進入做體式的狀態。

　　而就更進階的方面來說，靜心，也是冥想的一種基本練習技巧，有助進入更長時間的靜坐。冥想（止禪或定禪，即 Samatha / Tranqility Meditation），是一種修行的練習，不僅跟佛教很有淵源（早在佛陀出現之前就有），甚至連古老的印度瑜伽也強調。當你適應了靜心，日後進入靜坐冥想時，就能在你為自己創造出的空間裡，不斷觀看裡頭變換無窮的念頭與想法，而這有助培養我們看清、接受外在世界一切無常的能力。

（一）時間、地點固定

　　盡量選擇在固定的時間、地點練習靜心，空間要安靜。

（二）姿勢舒服，下半身扎實

　　姿勢不限，坐在哪裡都可以進行，你可以坐在椅子上（若想要更舒服，還可以在下背部放個靠墊），也可以盤腿、半蓮花坐、全蓮花坐，都可以，重點在於下半身的姿勢要扎實。

　　我個人認為，靜心的時候，不一定要採取全蓮花坐的姿勢，而應該要根據自

己身體的柔軟度來決定。比方說，有的學生下半身比較緊繃，那麼可以選擇簡易坐（也就是緬甸坐）；或是有人膝蓋疼痛、受傷，那就坐在椅子上；或者是有人脊椎側彎、疼痛、骨盆不舒服，那麼也可以靠著牆壁坐，然後在腰椎底下放一個瑜伽磚。

（三）檢查姿勢

擺好舒服的姿勢後，你必須去檢查它，把你的身體調整好、照顧好，讓它處在一個正確的狀態。什麼叫做正確，就是必須保持脊椎平直，不能讓自己的脊椎彎掉，坐到一半歪掉。

然後，將雙手舒服的放在膝蓋上，下巴稍微向下傾斜，舌頭放鬆，雙肩下降，眼睛閉上。

（四）閉上眼睛

把眼睛閉上這件事，對初學者或沒有靜心經驗的人來說，是滿難的，因為很可能會一直想把眼睛睜開。那怎麼辦呢？可以試試，不需要完全閉上眼睛，而讓眼睛睜開百分之十，讓你的眼前保持一道很細、很微弱的光線。

（五）觀察身體的感覺

檢查、觀察自己身體的感覺，也就是去覺知它。比如說，你的頸項、上背部、腰部有沒有殘餘著緊張，如果有，請試著放鬆。

（六）觀心、觀呼吸

身體放鬆了之後，你可以開始觀照你的心。觀，這個字，是指要你透過幾分鐘時間的停留，創造出一個空間來觀看自己的心和呼吸。所以，你要開始替你的心靈製造一個空間，讓心靈有一個不緊繃的、可以呼吸的空間，或者可以說是一

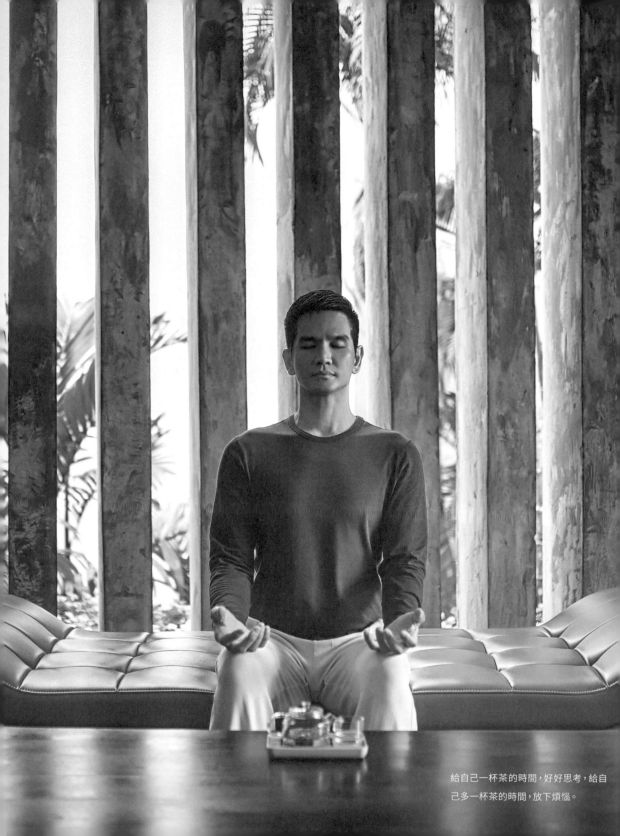

給自己一杯茶的時間，好好思考，給自
己多一杯茶的時間，放下煩惱。

種打開肋骨的感覺，好讓你的呼吸順暢些；為自己製造一個空間，一種舒服的感覺。

接著，把專注力轉移到鼻子前面，開始觀照你的呼吸，在一吸一呼之間去覺知它。注意力保持在呼吸上，感受你的氣息到達身體各個部位。

保持心情開朗，不要太執著於呼吸與身體的變化，當身心出現不舒服，如癢、麻、痠等情況，或有念頭飄過時，不要帶任何批判，不要加任何標籤，請單純、如實的去觀照它就好，直到我們的呼吸變得平穩為止。

只要我們能夠不帶任何批判，也就是不製造任何問題給自己，而只是很單純的去觀照它，那麼，經過數分鐘的停留，它一定會從一個很粗糙的呼吸，來到一個很細膩的、很舒服的呼吸狀態。

當你試著專注時，你將發現腦子裡會出現很多念頭，思緒起起落落的。不用擔心，這很正常，請不要氣餒，請繼續專注於呼吸和身體的感覺。一旦你發現心思脫離了呼吸，也就是脫軌了，就溫柔的把呼吸帶回來，再重新專注於呼吸上就行。這就是練習用正念來靜心，不斷的把專注力帶回當下此刻。

其實，光是純粹的練習呼吸，就能讓我們身心受益──聽起來有點荒謬是嗎？可是，真的有很多人在感受到壓力、焦慮時，是無法正常去呼吸的。

我也曾是靜心的初學者

我記得到曼谷參加塞巴斯蒂安‧皮塞勒（Sebastian Pucelle）老師的培訓課程時，那八天的課程規定，學生每天要在沒有任何導師和語言的引導下，自行靜心三十分鐘。最初幾天，我一直無法安住自己的心，身體偶爾覺得很癢或痠痛。有一天，我突然覺得呼吸很沉穩、專注，身體輕盈得有種上升的感覺，我認為是意識層在上升，這感覺很奇妙。當時，我內心非常寧靜，這份寧靜的感覺維持了一整天；同時我還發現自己的動作變得輕盈，步伐也緩慢了下來。這種感受前所未有，對於向來坐立不定、流動型、情緒起伏的我來說，真是件天大的事。

回到馬來西亞後，我開始每天為自己設定時間做靜心練習。雖然很努力，卻弄巧成拙，無論如何都找不回那一次的感覺。我很執著，還去參與了「十日禪」，並向佛教僧侶小參，這才發現自己陷入了灰色地帶──著相。後來，我慢慢學會放下內在那個躁動的自己，將內心的喧鬧打包帶走，心開始漸漸變得柔軟，然後，「寧靜」終於敲開了我的心門。

（七）每天一次，留五分鐘時間給自己

剛開始練習靜心，可以從五分鐘開始。甚至剛開始，你也許只能專注一分鐘，沒關係，那麼明天兩分鐘。你會發覺，只要專注力提升了，呼吸自然而然會放鬆下來，回到自然的頻率；在這樣的當下，我們的靜心就達到了效果。

建議養成習慣，每天都練習正念靜心。試著慢慢去延長時間，從一分鐘、兩分鐘、五分鐘，變成十分鐘。

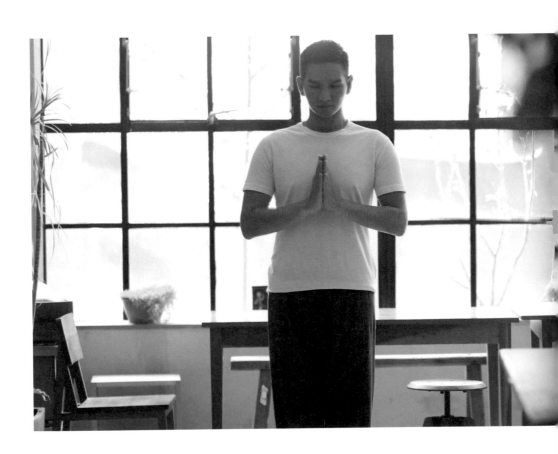

三、準備進入陰瑜伽體式

輔具／身體極限

　　陰瑜伽很強調，每個人的身體都是獨特、不一樣的，所以人人進入體式的身體極限也不一樣。如果你的身體比較僵硬，或平時較少鍛鍊身體，又或者身體某些部位有舊傷，那麼請讓輔具幫你一把。

做體式的那五分鐘裡……

◎先觀呼吸。先觀看自己的呼吸，不要想著去改變它，不要問自己「為什麼我的呼吸這麼急促緊張」。一旦你能夠花一些時間專注在呼吸上，你的呼吸就能夠

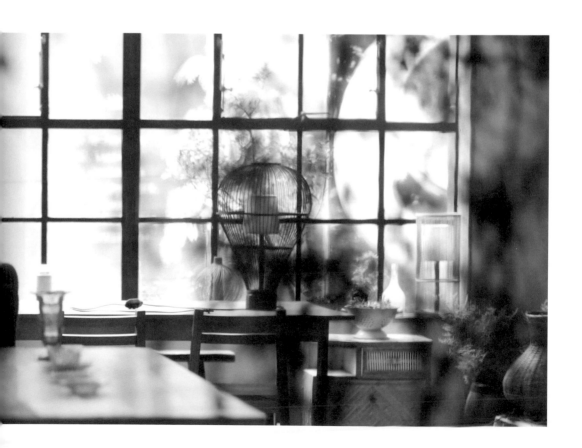

從粗糙，進到很細膩、舒服的狀態。

◎去感受自己的身體，去感受這個體式它要鎖定、針對的部位（可能是腰椎，也可能是大腿前側），然後覺知它，跟自己的身體真正的去溝通。比方說，我們都知道現代人很忙，常常一邊吃飯還一邊看手機等等，同一時間裡做很多事情；可是，我們做這些事情的時候是沒有覺知的，沒有在跟自己溝通，甚至很可能連自己身體出了狀況都不知道。

所以在這五分鐘的停留裡，你必須找回跟自己身體的溝通，重新感受這副身軀。其實做這些事，都是在培養我們的一種正念態度——慢下來，觀看呼吸，去感覺自己的身體。

◎在陰瑜伽體式時，我們強調很深度的擠壓，藉著擠壓去刺激關節、結締組織、筋膜等等；所以，當完成體式，要放掉、離開體式時，我們必須停留五個呼吸（這叫做「反彈」，其實就是休息的意思），製造一個空間給它，好讓我們關節的氣能夠流通，促進血液循環。

習練提醒

◎習練陰瑜伽的原則，就是要緩慢，不要做得太快。在緩慢下來的過程中，要去觀照自己的呼吸，在一吸一呼之間，放鬆大腦，放鬆身體。

◎在呼吸的過程中，你必須感覺到你的骨盆是扎實的。

◎放鬆、扎實以外，還有專注。專注在什麼地方呢？專注在你的呼吸、你的身心，還有你身體的感覺。

◎建議停留三到五個自然的呼吸後，接下來我們就開始進入體式。

四、來做陰瑜伽

鞍式 Saddle ──照顧大腦、心、腸胃、腰

體式停留：五分鐘

鎖定部位：主要是我們的整個脊柱，大腿前側（股四頭肌）、腳踝和膝蓋關節、
腹部肌肉（腹直肌），還有背部的豎脊肌

輔具：毛毯、抱枕

身體保健：

◎腰椎

　　當我們很自然的躺下時，人的脊柱會呈現自然的彎曲，腰部那邊會產生一個
空間；在這個情況下，就能刺激、壓縮我們的腰椎，刺激這個部位的血液循環。
就中醫學的經絡原理來看，它相應的是腎經（腎，就是在腰的部位）、膀胱經，
還有肝經。這個體式有助我們的肝臟調和能量。肝的能量（也就是肝氣）的流動
如果一直往上升，會導致體內燥氣太多，所以我們要洩掉肝氣，讓它回到一個平
衡點。

　　而鞍式這個體式能夠刺激、壓縮腰椎，達到舒緩我們腰痠背痛（尤其是腰
部）的功能。為什麼會腰痠背痛？因為腰椎的責任很重大，它是整個脊柱的橋
梁，支撐了我們的整個上半身，所以它平常總是很勞累（頸椎，支撐我們的頭；
胸椎，支撐我們的肋骨）。

◎大腿前側

　　我們每天都要走路，現代人生活節奏快，走路也往往走得很快，導致呼吸也
很急促；可是，這跟大腿前側（股四頭肌）有什麼關係呢？事實上，股四頭肌，
從中醫學的經絡原理來看，相應的是脾經、胃經。所以你會發現，節奏過得很快、
很忙碌的人，他的胃、大腸小腸、肝臟、胰臟功能常常會不太好。

可是，呼吸跟腸胃又有什麼關係呢？我們已經知道，呼吸可以穩定我們的心跳，讓我們的心跳回到正常的頻率。呼吸，同時也可以穩定我們的大腦，而且我們都知道有人稱腸胃是我們的第二個大腦，所以，當人一緊張、情緒一上來時，會直接影響到我們的消化系統。

在鞍式這個體式裡，我們的脊柱會稍微後彎，或者說它有開胸、擴胸的功能。比方說，開胸，等於伸展我們的肋骨，這時候等於提供空間給肺部和心臟；它既然有擴胸的效果，這麼一來，呼吸量就會比平常大得多。呼吸量夠時，就能很快的穩定住我們的大腦，緩和我們的心跳，同時促進我們的消化系統。

◎腳踝關節

其實我們平常很少伸展它，頂多屈屈腳踝。在鞍式這個體式裡，我們的腳踝是壓在地面上的，讓它呈平坦狀，以拉伸我們的腳踝。這個體式對什麼樣的人很好呢？對平時穿高跟鞋的女性，或是下半身血液循環不好的人、水腫的人，以及糖尿病患者。根據中醫學的經絡理論，其實下半身六條經絡（脾經、肝經、腎經、膽經、胃經、膀胱經）走過的地方，往往是從我們的腳趾開始或結束，所以一定會經過腳踝關節。

◎膝蓋關節

我們都知道，陰瑜伽很注重關節的鍛鍊，透過鞍式能讓關節裡面的組織再次充滿水分，增加我們膝蓋的靈活性。不過，如果膝蓋有舊傷，那麼就必須使用輔具。

◎針對低落、心情不好的人

當我們很累、很悲傷、很害怕或是很沮喪時，我們往往會把自己裹起來，把背捲起來，也就是駝背，在這個時候，脊柱是前屈的。所以做鞍式這個體式很好，藉著擴胸，讓我們再次提起精神，恢復信心，舒緩情緒。而如果從瑜伽的脈輪觀點來看，這個體式可以刺激我們的「心輪」，去打開它。

每當習練這個體式時，我都會跟學生說請多留意自己的呼吸，並以我自己的

故事和經歷做例子，加以引導。比如說，對自己身上發生的事情或過往，如果有些糾結點在當下想不通，那麼我會先擱在一邊，不去想它，先來做個鞍式，放鬆放鬆一下。而我們都知道，呼吸，可以穩定、舒緩我們的大腦，所以我也會一邊跟自己說：「打開，要打開。」

心靈滋養：

情緒，是一種被動的狀態，比如說我現在很傷心、很擔憂、很憂鬱，可是它的背後其實有個東西在主宰我們的情緒。所以，我們的心，一定要先透過呼吸，放鬆下來，再試著去了解情緒的來源，到底是什麼導致了這個情緒的產生。

每當我們心裡面有很深的情緒時，或者說心中那個結鎖得很緊時，很多時候是因為我們在原地打轉，走不出來。如果，心沒辦法打開，身體也會是被鎖著的。所以，我們要透過鞍式這個動作來打開身體。

那麼，心的部分，該怎麼辦呢？心慢慢靜下來之後，再去探索到底是什麼東西卡住了我們，進而產生情緒，也就是試著去了解背後的實相——首先，把心靜下來；第二，看清楚；第三，透過呼吸，慢慢的打開。打開的意思是，不要執著，我們之所以會痛苦是因為我們去執著它，所以要慢慢的去打開。

要怎麼打開？你要感覺到你的身體、你的心靈，是有空間的。所以練鞍式時，每當有人說自己非常疼，那麼我會先問他：「你的疼，是健康的嗎？」他可能回答：「我是疼在我的關節啊，膝蓋啊，大腿那邊被拉得很痛……」這個時候，我會要他停下來，要他不要再過度的去拉伸，接著我會用輔具幫他。而使用了輔具，是不是就不疼了？也不是的，因為陰瑜伽是靜態的鍛鍊，它會慢慢的去放鬆，去拉伸我們已經累積了很久的一些緊繃，甚至是情緒，所以即使用了輔具還是會痛，只不過那個痛是健康的。所以我會跟學生說，你之所以痛，是因為已經累積很久了，所以你要給它時間，慢慢的去做這個體式，心情上不要太緊張，也不要做得太快，讓身體慢慢的、自然的去釋放緊繃。

如何進入體式：

請擺成金剛坐（或叫英雄坐）的姿勢。

我會要學生先坐在瑜伽磚上，然後做三個呼吸，保持覺知，或者說讓大腦傳達訊息給身體，讓它知道要開始工作了。

三到五個呼吸後，我會拿開瑜伽磚，要他們讓臀部坐到地上。這個坐姿的雙腳是位在臀部外側，所以如果有人大腿前側很緊繃，那麼他的臀部根本沒辦法碰到地上，我就會說，好的，你今天的練習就先做到這裡。

接著我會問：「這個體式鎖定的部位，像是膝蓋關節、腳踝關節，會不會疼？」如果腳踝關節會疼，就塞一條毛毯；如果膝蓋關節會疼，就捲一條小毛巾放在膝蓋窩後側，擴大膝蓋空間，然後坐下來。

接下來，我會要學生躺下。如果大腿前側實在拉得很厲害、很緊繃，就躺在抱枕上；如果沒問題，就可以直接躺在地上。

最後離開體式、要起來的時候，請慢慢的起來，然後以嬰兒式（child's pose）來休息。

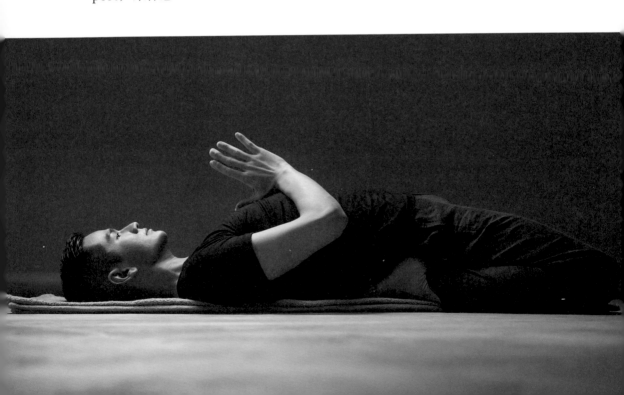

鞋匠式／鞋帶式 shoelace ——照顧坐骨神經痛、舒緩失眠

體式停留：三到五分鐘（不過，三分鐘已經足夠）

鎖定部位：大腿外側（髂脛束）、臀肌，還有背部的豎脊肌

輔具：毛毯、瑜伽磚

身體保健：

鞋匠式對應到的中醫學經絡是：膽經、腎經、膀胱經。

患有坐骨神經痛（落在臀肌的位置）的人，或是下半身經常感到麻，或者血液循環不好的人，或者本身側腰肌（彎腰時）比較緊繃的人，很適合做鞋匠式這個體式。

鞋匠式還有助促進睡眠品質，舒緩失眠。因為就中醫學來說，睡得不好，跟膽、肝有關（肝氣太旺），而這個動作可以舒緩膽經。就我自己來說，我也會在睡前做一下這個動作。

心靈滋養：

這個體式的動作，看起來很像綑綁住自己（兩隻腳勾著，看似不能呼吸，這個前屈的動作很是痛苦）。在日常生活中，我們所處的環境有時會讓人覺得透不過氣來。也許旁邊的人會說：「那你就離開啊。」可是，有些狀況是——你沒辦法離開，你沒有選擇。這樣的話，或許我們可以試著轉換一下心境。

做鞋匠式的時候，我們會覺得，腳困得自己好痛；或者覺得這個胸口前屈的動作，讓自己簡直沒有空間。不過，空間是自己創造的，所以你必須把心靜下來，想一想——你內在的空間，遠比你外在的身體來得更大。雖然，我們做這個動作時，感覺像是在綑綁自己，不過，不妨去觀想自己內在的空間是無窮大的，你內在的力量是無窮的。

如何進入體式：

先舒緩一下大腿外側。

請將自己擺成金剛坐，然後把腳交叉，來做體式。（如果有人的腳比較緊繃，我會把瑜伽磚放在他膝蓋下，把膝蓋墊高，這樣他會比較舒服。然後，讓身體前屈。）

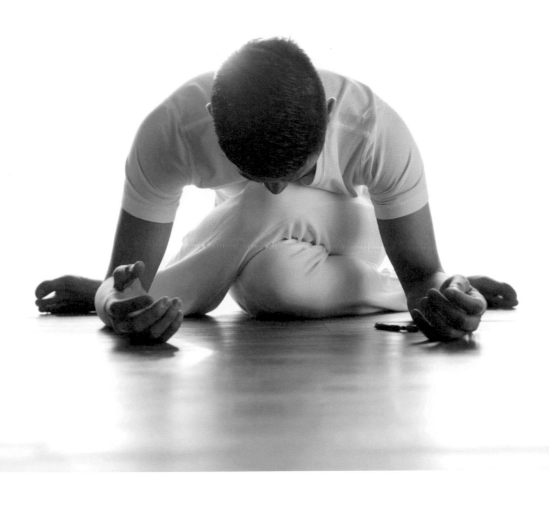

蝸牛式 snail pose ——照顧肩頸緊繃、消化系統

體式停留：三到五分鐘

鎖定部位：脊柱的鍛鍊，背部的肌肉群；大腿後側（膕繩肌）；腹直肌；肩頸的
　　　　　部分

誰不適做：遇到生理期的女性、懷孕的女性，以及體重較重的人（變換體式：毛
　　　　　毛蟲式 caterpillar）

輔具：毛毯，或抱枕、瑜伽磚（有些人的腳趾如果沒辦法著地，可以把磚或抱枕
　　　墊在腳下，幫助停留在這個體式）

身體保健：

　　蝸牛式對應到的中醫學經絡是：上半身六條經絡（肺經、心包經、心經、大
腸經、三焦經、小腸經；所以一定會通過肩關節），以及腎經、膀胱經。

　　這是一個前屈的動作，它會擠壓腸胃，所以有滋養五臟六腑、內部器官的養
生效果，並緩和消化系統。有腸胃疾病、便祕的人，當離開這個體式時，它可以
促進你消化系統的蠕動。此外，對呼吸系統也很好。

　　蝸牛式這個體式，能完全的拉伸整個脊柱、背部，放鬆我們緊繃的背部肌
肉。

　　蝸牛式也能夠去壓縮我們的頸椎，對於肩頸、上背部很緊繃的人來說，能夠
促進這個部位的血液循環，而得到舒緩。

　　這裡，我談一下「身體前屈」。

　　一個人如果比較緊張、或生活壓力大，他的上背部會很緊繃（壓力所致）；
如果是肩膀緊繃，代表血液會比較無法注入大腦，而血液裡富有氧氣，這麼一來
我們的大腦會缺氧，然後神經系統、呼吸系統就會錯亂，讓全身進入緊繃狀態。
所以做「身體前屈」這個動作，可以：

◎舒緩緊繃的背部

在學習正念陰瑜伽的過程中，我明白到練習瑜伽不只是在練身，更重要的是修心。練習的時候，透過每個呼吸連結身體，聆聽內心的聲音，身心便開始澄明。慢慢的，我覺知到外在事物不斷地轉變，好壞其實也是來自自己的一顆心。原來，我不用與別人比較；原來，我可以好好的愛自己；原來，我一直用力追求的快樂和平靜早已存在心中，只要學懂放鬆和專注，為內心騰出空間，便能看到那朵清淨、美麗的蓮花。如今，我擁有樂觀的性格，當然也仍然會受到情緒的困擾，然而，我已在紛擾中平靜自己的能力。

——林熹怡 Angela（香港）

◎放鬆中樞神經系統（跟脊柱有關）

◎緩和大腦，平靜我們的呼吸

　　現代人很長壽，可是往往身體很好，大腦卻跟不上了。而陰瑜伽裡面，只要是身體前屈的動作，都有助「活化腦部」。因為，腦是我們人的中樞神經系統，只要腦可以放鬆，全身都可以放鬆。

◎一般瑜伽的前屈動作在於拉伸，陰瑜伽則著重在「打開胸椎」

　　如果要談脊柱的柔軟度，胸椎是最僵硬的，而身體前屈這個動作可以放鬆我們的背部和胸椎，打開胸椎，藉著擠壓五臟六腑來滋養它們。為什麼這樣就能夠滋養呢？當我們完成體式，離開它、放開它的時候（體式停留約三分鐘時間），我們的五臟六腑會再度得到血液循環，水分也會再度回流。有人說，這就像在自我按摩一樣，自己幫自己的內在器官按摩。

心靈滋養：

　　我們平常都是直立著的，也就是頭在上，腳在下。可是這個體式是顛倒的，一邊做，我會一邊跟學生說，這個體式可以讓我們試著用不同的角度去觀看人生、處理事情。

如何進入體式：

這個體式對我來說，難度挺高的。

我們躺在地上，緩慢收腹，把雙腳彎曲在胸口，雙腳再往後，然後進到這個體式裡。

離開體式的時候，手按住地面，緩緩的離開，抱著雙腳，在胸口停留三個呼吸，再伸直雙腳，休息。

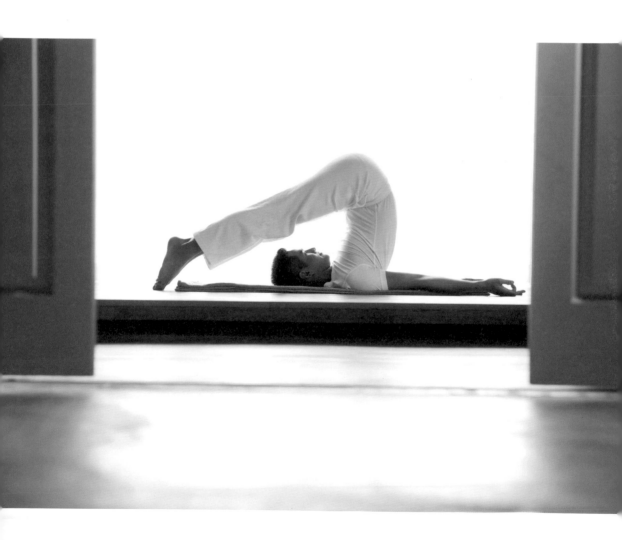

蜻蜓式 forward-fold dragonfly ——照顧淋巴腺、活化大腦

體式停留：三到五分鐘

鎖定部位：下半身，還能增加脊柱的靈活性

輔具：毛毯、瑜伽磚

身體保健：

　　蜻蜓式對應到的中醫學經絡是：下半身、靠大腿內側的三條重要經絡（脾經、肝經、腎經），所以一定會通過髖關節。

　　陰瑜伽很講究下半身一定要扎實，所以很著重在鍛鍊下半身。蜻蜓式很強調開髖，一開髖，就會相當大幅度的去拉伸大腿內側。

　　當我們把雙腳打開、前屈的時候，就會去擠壓到腹股溝（鼠蹊）的位置，這個位置有很多淋巴腺（人體有三大重要淋巴腺，就位在大腿內側、腋下和頸部，是很重要的排毒位置），當離開這個體式、放開它的時候，它能去促進血液循環和排毒效果。

　　同時別忘了，蜻蜓式除了開髖，還有前屈，而任何前屈的動作，都可以放鬆我們的大腦。

心靈滋養：

　　我們在生活中往往要扮演很多不同的角色，誰都希望在每個崗位上都有好的表現。很多時候，我們常常得戴上面具，去符合這個社會對我們的期待，長久下來，身心都會很累。

　　在練習蜻蜓式時，我常常對自己說：「放鬆，just relax，打開雙腳。不要去掙扎，就是去打開自己的身體，做回自己，那個真實的自己。」意思是，首先我們當然是把心靜下來；第二就是要去打開，不要掙扎，但不要執著身體打開了多少，而是很自然的，能打開多少就開多少。然後，在體式當中，你必須去體

會自己的身體是打開的，身體裡面的能量（氣）是流動的，進一步去感覺你的生命是不斷在流動的。

我們的人生旅程往往會經歷一些坎坷的路途，而我通常會跟學生這麼說，人生沒有康莊大道，我們會經歷很多不同的旅程、不同的關卡，這些關卡可以讓我們成長，能夠看清楚自己的過往曾經。

有些人會很負面的去想這些事，去想「為什麼會這樣」；也有些人會把這些事想成轉捩點，有了它們我們才能再跨出另一步。這時候，我會跟學生分享，不要害怕去打開自己的內心，也不要害怕去面對任何的困難，這是每個人人生必經旅程，家家誰都有本難念的經，我們都有自己的功課要去修。

所以，請做回自己，相信自己，打開自己。沒有人知道未來會怎麼樣，可是如果這一步沒做好，我們要怎麼去談未來。

如何進入體式：

打開雙腳（如果有人膝蓋疼痛，建議可拿毛毯塞在膝蓋窩後側，而且兩個膝蓋窩都要放），閉上眼睛觀呼吸，感覺自己的胸椎要拱起來，然後再往前屈（這麼做可以壓縮我們的五臟六腑，達到按摩養生效果，滋養它）。

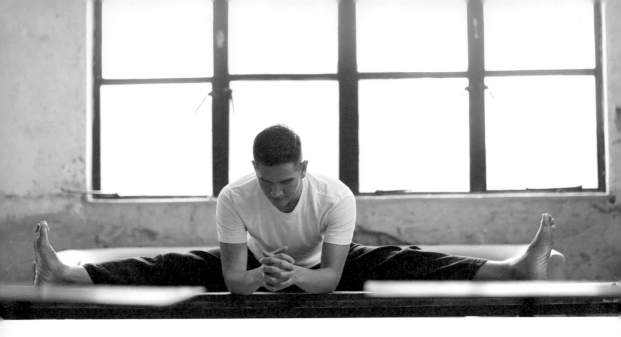

　　此外，我們的頭部是很沉重的，大約五點五到六公斤。所以，做任何前屈的動作，都建議使用瑜伽磚來支撐我們的額頭，這樣才不會過度拉伸我們的頸椎。

　　在這裡簡單分享陰瑜伽的四個體式，希望能對正在讀這本書的你有所幫助。你會發現，在解說體式時，我同時也沒忘記心靈方面的滋養。每位瑜伽老師都有自己上課的風格；以我自己來講，我不會很直接的就切入講題，而是先從自己身邊的日常生活故事出發。因為，當我跟學生分享自己事情的同時，我相信每個人的內心也都有屬於他自己的人生故事。就好比一首好歌，填詞的人並不知道誰會聽他的歌，他只是把自己當時的感受寫下來，而那首歌之所以能感動你，往往是因為你在裡頭找到了自己的故事。所以，我覺得上課也是，純粹是一種啟發。

　　我知道大家都忙，像陀螺打轉一樣的忙碌著，有時候甚至忙到身心都出了狀況而不自知。所以，我想讓更多人接觸瑜伽，想讓大家去感受──原來做這個，可以讓自己靜下來，很舒服，而且人人都可以「瑜伽」。在瑜伽的路途上，我很樂意陪著你去療癒自己、去紓壓；是的，不管在家庭中、在人生道路上，瑜伽都是一種療癒的存在。

正念陰瑜伽，一場靈魂甦醒與心靈成長之旅

　　當初，我因喜歡旅行而遇見陰瑜伽；如今，我帶著正念陰瑜伽遠行，前往許多地方進行師資培訓，我希望，這份慈愛的心，能幫助更多美麗的靈魂遇見更好的、值得擁有愛的自己。

　　從小，我就希望空中的飛機可以把我帶往遼闊的天空。那時候，我家距離機場不遠，所以我常看見飛機，也漸漸愛上飛機。每當受委屈想哭時，我就會獨自坐到欄杆外，看飛機劃過天空，直到消失為止。我懷著一顆期待自由的心長大，並且常對自己說：「別哭！勇敢站起來，長大以後一定要到世界各地去，做自己喜歡的事情。」

　　沒想到，當年仰望天空訴說的夢想，而今已成真。

　　因為傳播正念陰瑜伽的緣故，我這些年來幾乎都是在旅行與授課中度過。所以，無論是在分享瑜伽、看電影、搭飛機，甚至就坐在咖啡廳裡喝咖啡或看書……我，每天都懷著感恩之心。

　　一路走來，我在探索人生的旅程中發現——從呼吸感受當下，是最美的體驗。即便人在暴風雨中，只要記住呼吸，就能在一吸一呼之間創造生命的奇蹟，與人生最美的風景。

活在當下，接引宇宙的真善美

　　我一直都相信，只要用心去做好每件事，宇宙自有安排，天使也必然悄悄降臨身邊。

　　有一天，有位瑜伽老師透過臉書問我是否願意到中國的瑜伽節授課，我毫

這樣做陰瑜伽體式，不那麼痛！

在這個章節裡，相信你一定發現了我不斷強調「靜心」如何的重要，甚至來到一種有點囉嗦的程度（笑）。

靜心除了能藉著呼吸幫助我們把心靜下來，更重要的是，它能夠讓我們在進入陰瑜伽的體式後，不那麼「痛」。

在習練體式時，我會一直灌輸學生，把剛才靜心的那種概念融入進來。這件事是很奧妙的，融不融入，有什麼分別呢？融入了的話，會感覺沒那麼痛；如果沒融入，會感覺很痛。

原因何在？如果沒融入靜心，你的心會一直在記錄那個痛痛痛；可是，如果你能把靜心融入進來，就能專注在呼吸上，而這樣就能讓你放鬆。我們來反推一下，一個人，他之所以沒辦法放鬆，是因為他的大腦不放鬆；又因為大腦控制著一切，所以你的大腦不放鬆，你的心、器官也不能放鬆，很自然的，你的肌肉也不能放鬆。

因此，我經常強調——呼吸，首先能穩定大腦。你的大腦放鬆了，再來進入陰瑜伽體式。所以，正念靜心和陰瑜伽體式之間，是互為表裡的，有沒有融入，那個「痛」的感覺，差別很大。

不猶豫的答應了。我跟這位老師雖然僅有一面之緣，但是，我相信生命中遇見的每個人都有它的因緣在，這些人都會在我的人生裡寫下重要的一頁。

我曾發願到世界各地傳播瑜伽精神，也相信冥冥中自有安排，但不代表什麼都不去做就能實現——我將願望交託給宇宙之後，即回歸到自己身上，每天勤做功課，以便做足準備，隨時拿出最好的狀態去授課。

三個月後，我收到了「廈門 Yonion 瑜伽藝術生活節」的電子邀請函。當下，我感覺到自己的臉龐是溫熱的，赫然發現一串快樂的淚水悄悄從我的眼眶滑落下。

開心歸開心，在填寫課程主題時，我糾結了很久。我徘徊於究竟要填自己的專業「正念陰瑜伽」，還是符合主流大眾興趣的「流瑜伽」。我想起小時候的一位聲樂老師說過的話；「站在臺上，就要去把握每個音調，不是唱難度高的歌曲就會獲勝，而是你能不能夠拿捏好每個細節。」於是，我把這個概念放進當下的抉擇，填上了「正念陰瑜伽」。身邊的好友知道後都不贊成我的決定，他們說活動場地在戶外，不適合習練陰瑜伽，再加上很多中國人從小練習體操，身體的柔軟度夠，本來就能把自己塞進小箱子裡……。我再次因各種聲音而動搖了，於是深呼吸，讓自己一顆

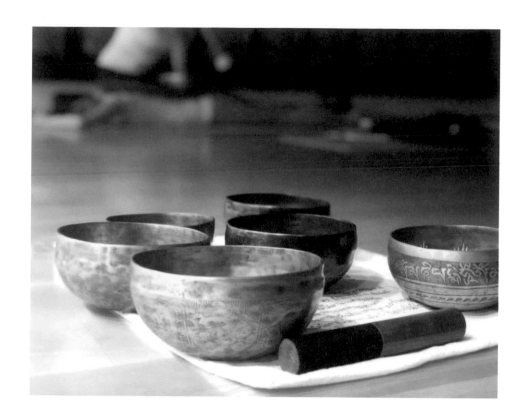

　　七上八下的心平靜下來，最後我還是跟隨了自己的內心與直覺，因為我心中對正念陰瑜伽確實有一股熱愛與使命感——我受惠於它，也期望他人能從中受惠。

　　廈門 Yonion 瑜伽藝術生活節的第一天，放眼所及，真可謂人山人海，這是我始料未及的。我被現場如火焰般的熱情感動了，人們對瑜伽的熱愛完全超乎我的想像。我在這場將近兩千人的活動中，被學生對陰瑜伽的好奇心與敞開胸懷的接受度給融化了——就這樣，我的國外瑜伽授課之旅展開了！

　　一直到今天，我內心仍對中國廈門無界瑜伽的負責人戈茹華深懷感激，因為她，我才能踏上夢想的道路。當然，過程中所接觸到的、一路相隨的朋友，我也由衷感激。

與茶靜觀，此刻就是正念

　　這些年來，正念陰瑜伽逐漸將我擺渡到慢活（Downshifting）的形態中。慢活，不是什麼都不做，或刻意讓動作慢下來；慢活，不僅僅是放慢動作，還包括提供自己一個看清楚自己的空間。

　　我的慢活是有規律的。我每天按照自己的規律生活，不慌不忙完成該做的事。下午在家，閒來無事就泡功夫茶。我喝茶的用意不在研究茶的種類與沏茶的技巧，而是要讓自己的一顆心平靜下來，靜心冥想三十分鐘。

　　說起喝茶，有個饒富韻味的開始。二〇一五年冬，我在中國北方看見了人生的第一場雪。那時，我到河北的石家莊授課，下課後，瑜伽館主把我拉到茶几上，「老師，來來來，品嘗一下咱家收藏了十年的老壽眉。」她說。

　　茶湯入口時感覺像藥，略帶苦味，雖然如此，身體卻隨著溫熱的茶湯慢慢變暖；晚上睡覺時，也流了很多汗。後來才知道，茶能定心、祛濕及疏通經絡。從此，每日晨昏，我都藉助泡茶來養心、安神。專注的泡壺茶，在茶中培養正念，每口茶都緩慢的品嘗——品茶，品的就是當下。

　　漸漸的，泡茶和品茶成了我修心與練習正念的方式之一。從泡茶、觀茶、聞香，到品茶，每個步驟我都專注其中。心靜，自然清明、寧靜。由此可見，正念和靜心，甚至冥想並非遙不可及，它們很自然的存於日常生活當中，毋須刻意追尋——是的，正念無處不在。

　　瑜伽的精髓在連結身心，連結自己跟周遭的人、事、物，進而跟宇宙連結。而正念陰瑜伽的精神，是透過呼吸覺察當下，再結合瑜伽的調息法和體位法，覺察身心的感受、感覺，而且無論好壞都不去評斷，只著重於把專注力回歸內在，體驗身體當下細膩的變化與覺受。是的，正念陰瑜伽能培養覺知與觀照力，讓我們帶著慈愛去感覺身心，並滋養、修補我們傷痕累累的心。

　　人很習慣透過感官去感受外界，一旦外在有所波動，內在情緒就起伏不定，導致身心受到干擾。正念陰瑜伽的練習，正是要引導人們帶著覺知去觀照自己的

身心，並且體悟──「忙」，是我們逃避與自己獨處的藉口。然而，身體要健康不能依賴保健品，養生要從養心開始，養心則要從靜心開始，因為心主宰著生命的一切。把心養好就能聆聽到身體的訊息，進而去修復它。

所以，在正念陰瑜伽的習練裡，「觀呼吸」是最關鍵的一環。在觀呼吸的同時，我們不產生「著相」，只是喜悅的、自然的去感受一吸一呼，接著以觀身的方式觀照伸展的部位，再通過觀想法放鬆、滋養身體層。習練正念陰瑜伽，真的是我保留給自己的一段優質的時間，可以讓自己誠實的面對內心淨土。

我祈願，當你合上此書，輕閉雙眼，將雙手放在心上時，你會聆聽到心臟的溫柔跳動聲，而隨著心臟跳動的美麗節奏，你也將感受到心中的那片淨土。

聽聽內心的聲音，感受內在的節奏，那是屬於你的力量。

記得，找回自己！

國家圖書館出版品預行編目資料

找回自己：Chris Su 的瑜伽之路，你需要的正念陰瑜伽
／Chris Su 著 . -- 初版 . -- 臺中市：好讀 , 2019.01

　面；公分 . -- （心天地；10）

　ISBN 978-986-178-478-6(平裝)

　1. 瑜伽
411.15　　　　　　　　　　　　　　　107020397

好讀出版

心天地 10

找回自己：Chris Su 的瑜伽之路，你需要的正念陰瑜伽

作者／徐國良（Chris Su）
協助撰稿／李秀華
總編輯／鄧茵茵
文字編輯／莊銘桓、簡綺淇
行銷企劃／劉恩綺
美術編輯／鄭年亨
發行所／好讀出版有限公司
台中市 407 西屯區工業 30 路 1 號
台中市 407 西屯區何厝里 19 鄰大有街 13 號（編輯部）
TEL:04-23157795 FAX:04-23144188　　http://howdo.morningstar.com.tw
（如對本書編輯或內容有意見，請來電或上網告訴我們）法律顧問 陳思成律師

總經銷／知己圖書股份有限公司
106 台北市大安區辛亥路一段 30 號 9 樓
TEL：02-23672044　23672047 FAX：02-23635741
407 台中市西屯區工業 30 路 1 號 1 樓
TEL：04-23595819 FAX：04-23595493
E-mail：service@morningstar.com.tw
網路書店 http://www.morningstar.com.tw
讀者專線：04-23595819 # 230
郵政劃撥 ：15060393（知己圖書股份有限公司）

印刷／上好印刷股份有限公司
初版／西元 2019 年 1 月 15 日
定價：350 元
如有破損或裝訂錯誤，請寄回知己圖書更換

Published by How Do Publishing Co., LTD.
2019 Printed in Taiwan
All rights reserved.
ISBN 978-986-178-478-6

線上讀者回函
請掃描 QRCODE

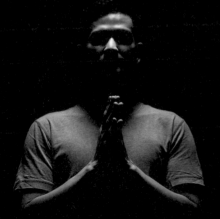
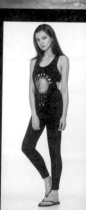

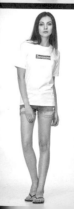

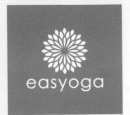

easyoga

From routine to unusual
move swish, breather deeper

Everyday essentials for you ---
A lifestyle with the comfortable and functional tech gear makes
your routine looks unique and ensure you a all-day comfort.

www.easyoga.com

Instagram

easyoga® authorized by GREENVOGUE ENTERPR SE LTD.

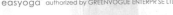

YamaYama

英國 YamaYama 將經典瑜伽元
素融入每一個瑜伽用品的設計細
節, 把時尚與現代完美結合, 重新
詮釋一種新的瑜伽形象, 引領全
球跟隨的新風潮

LOOK DIFFERENT FEEL DIFFERENT

Chrissa

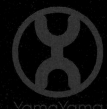
YamaYama